AF476602

LA DYSMÉNORRHÉE

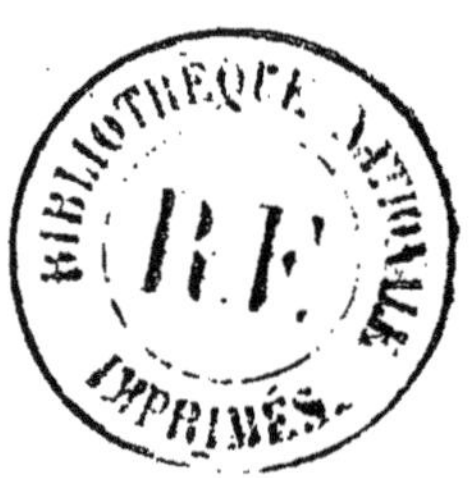

PAR

le Docteur Henri FISCHER

Chirurgien de l'Hôpital de Vernon

Chirurgien du Consulat des Etats-Unis

CHEZ L'AUTEUR
5, Avenue Matignon
ET CHEZ
JOUVE & BOYER, ÉDITEURS
15, Rue Racine, PARIS

1898

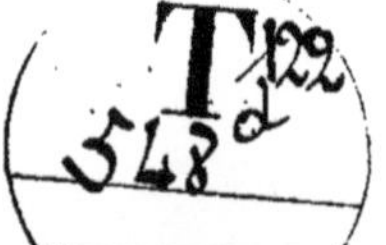

LA

DYSMÉNORRHÉE

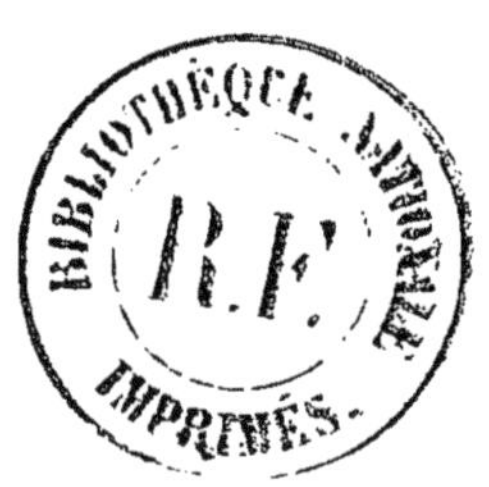

PAR

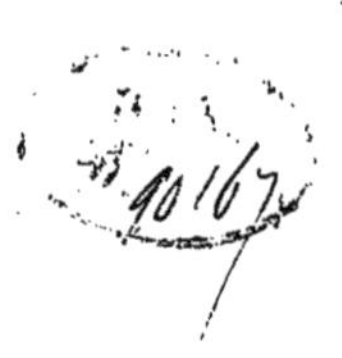

le Docteur Henri FISCHER

Chirurgien de l'Hôpital de Vernon

Chirurgien du Consulat des Etats-Unis

CHEZ L'AUTEUR

5, Avenue Matignon

ET CHEZ

JOUVE & BOYER, ÉDITEURS

15, Rue Racine, PARIS

—

1898

DYSMÉNORRHÉE

INTRODUCTION

La dysménorrhée est un syndrôme commun à un grand nombre d'affections localisées au niveau de l'utérus et de ses annexes. Souvent, on la rencontre également, plus ou moins accentuée, plus ou moins bien isolée, au milieu du riche complexus morbide de certaines maladies d'ordre général.

Parfois, enfin, elle semble constituer à elle seule tout le tableau symptomatique, et pourrait être envisagée comme une entité pathologique, dont les symptômes présentent une certaine unité, mais dont les causes sont le plus souvent complexes et variables.

Cependant, même dans les cas où la dysménorrhée fait partie d'un tableau clinique à cadre beaucoup plus vaste, elle peut comporter une pathogénie bien déterminée, des symptômes bien définis et un traitement logiquement approprié à sa cause.

Certes, la même explication ne pourra s'appliquer à tous les cas de dysménorrhée et nous devrons envisager ce syndrôme dans chacun des cas où il se présente pour lui appliquer ensuite une thérapeutique rationnnelle.

Mais, ce que nous voulons surtout montrer, c'est qu'indépendamment du traitement des maladies auxquelles on la trouve associée, la dysménorrhée nécessite fréquemment une intervention spéciale. C'est ce qui justifie son étude en quelque sorte isolée au point de vue thérapeutique d'autant plus que toutes les femmes souffrent peu ou prou au moment des époques que les livres classiques les plus répandus donnent peu de place à cette affection. Nous pouvons également ajouter que la dysménorrhée est l'affection la plus fréquente de la vie génitale de la femme et donner comme définition de cette entité morbide celle fournie par son étymologie δὺς difficilement, μὴν menstruation, ρεῖν couler, menstruation difficile, règles difficiles et laborieuses.

Par cette définition, sont éliminés les simples troubles éprouvés par les femmes au moment des règles ; la dysménorrhée est caractérisée par un triple caractère à savoir, l'irrégularité, la difficulté et la douleur.

CHAPITRE PREMIER

Historique. Généralités.

Avant de donner une description de la dysménorrhée, nous devons dire quelques mots du phénomène qui revient périodiquement, à peu près chaque mois, chez la femme pubère et qui est la menstruation.

Au moment de la puberté, les règles s'établissent tantôt d'emblée, et sans phénomènes précurseurs, tantôt et souvent après une série d'efforts qui se reproduisent pendant plusieurs mois. Les jeunes filles se plaignent alors d'éprouver des pesanteurs dans le bas ventre, des douleurs dans les reins, dans les cuisses, des coliques, du ballonnement du ventre, du gonflement et une certaine sensibilité des seins. Quelques mucosités secrétées par l'utérus s'écoulent par la vulve, puis après une durée de quelques jours survient un calme complet.

Quand les règles sont régulièrement établies, les femmes continuent à ressentir à l'époque menstruelle un malaise général, quelques douleurs vagues dans les reins et une irritabilité d'humeur particulière. C'est ce qu'elles appellent être *indisposées*. Mais ces phénomènes sont ordinairement peu accentués.

L'écoulement de sang dure en général de deux à huit jours, quelquefois moins, rarement davantage. La quantité de sang perdue, à peu près la même chaque fois pour une même femme, varie beaucoup d'un sujet à l'autre. Elle est en moyenne de 200 à 500 grammes. L'écoulement est peu abondant le premier jour, mais il augmente le jour suivant pour atteindre son maximum le troisième ou quatrième jour, puis diminue peu à peu. Il peut être continu ou intermittent et subir des variations que peuvent influencer le coït, la fatigue, le froid et la marche.

Ce sang provient en très grande partie de l'utérus (quoique nous ayions observé une femme que nous avons hystérectomisée, à laquelle nous avons enlevé aussi les ovaires avoir ses règles pendant longtemps ; nous avons également vu une femme que nous avons opérée chez les Oblates rue de Sèvres avec notre excellent confrère Boisumeau pour une occlusion intestinale, par brides péritonéales, suite d'hystérectomie avec ablation des annexes pratiquée par le professeur Le Dentu, conserver ses époques, et cela, depuis près de trois ans après l'intervention, ce qui lui faisait dire à tort qu'on ne l'avait pas opérée à Necker. Ce phénomène a été observé par bon nombre de chirurgiens). Plusieurs théories ont été émises au sujet de son origine à ce niveau. On a pensé avec Williams que la muqueuse s'exfoliait complètement après avoir subit une dégénérescence graisseuse et que le sang provenait des vaisseaux de cette muqueuse. Kundrat et Engelmann tout en admettant la dégénérescence graisseuse la limitent à la partie la plus superficielle de la muqueuse. L'hémorrhagie est toujours limitée à la surface épithéliale et due à l'augmentation de la pression du sang au niveau du tissu altéré en cet endroit. Léopold n'admet pas la dégénérescence graisseuse. Il croit que le sang s'extravaserait hors des capillaires les plus superficiels et détruirait la couche superficielle de l'épithélium. Möriclke enfin croit que « pendant la menstruation, la muqueuse utérine ne disparaît ni superficiellement ni en entier », et, de Sinéty se range à cet avis.

Pendant la menstruation, l'utérus est augmenté, parfois doublé de volume, les parois sont plus épaisses, moins fermes. La muqueuse est épaissie, turgescente, rouge sombre. Elle se replie en de nombreuses circonvolutions qui remplissent la cavité utérine.

Le col est tuméfié, violacé, entr'ouvert et ramolli.

Ces phénomènes de la menstruation coïncident ordinairement avec la fonction de l'ovulation, c'est-à-dire avec la rupture d'un follicule de de Graaf. Un certain nombre de gynécologistes ont, il est vrai, dans ces dernières années, repris, avec des arguments nouveaux, une théorie, déjà soutenue par Aran et Giraudet, d'après laquelle la mentruation serait une fonction de l'utérus liée au mode d'évolution de la muqueuse utérine et indépendante de l'ovulation. Mais la majorité des physiologistes admettent néanmoins, aujourd'hui, que les deux phénomènes sont liés l'un à l'autre et qu'il convient de chercher dans la maturation d'un follicule de de Graaf le point de départ du flux cataménial.

Il en résulte que les troubles de la menstruation pourront avoir une origine utérine, et aussi une origine ovarienne, les troubles de l'ovulation ayant alors un retentissement sur la menstruation.

Nous avons vu quels sont les troubles qui accompagnent la menstruation chez la femme. Ils peuvent être considérablement augmentés. L'e :crétion cataméniale se fera à la fois avec lenteur et difficulté. La marche de la menstruation sera irrégulière. La patiente accusera des douleurs souvent très violentes, précédant habituellement le flux sanguin, l'accompagnant quelquefois. L'évacuation menstruelle sera presque nulle dans certains cas, insuffisante dans d'autres, pouvant éteindre les douleurs dès son apparition, mais pouvant aussi se faire sans que les douleurs cessent, et acquérant parfois une intensité qui détermine de véritables métrorrhagies.

C'est cette difficulté extrême de la menstruation et l'excès de douleurs qui l'accompagnent qui constituent la dysménorrhée. Il importe de ne pas la confondre avec les divers troubles locaux ou généraux, d'intensité variable, qui précèdent ou accompagnent chaque mois l'apparition physiologique des règles, et que l'on désigne sous le nom de molimen menstruel. Toutefois, il faut bien le reconnaître, la délimitation n'apparaît pas toujours nette et tranchée. Entre les cas extrêmes tout à fait nets, se présenteront une foule d'intermédiaires, et le clinicien sera parfois embarrassé pour établir son diagnostic avec certitude.

Si la dysménorrhée est caractérisée par une grande difficulté pour le sang menstruel de s'écouler au dehors, il faut toutefois noter que cet écoulement existe, quelque faible qu'il soit, et il faudra ainsi se garder de confondre la dysménorrhée avec l'aménorrhée, due à l'absence du flux cataménial et avec la rétention complète des règles qui constitue l'hématométrie dans l'atrésie du col de l'utérus par exemple.

Historique. — Avant d'aborder l'étude des symptômes de la dysménorrhée nous dirons quelques mots d'historique à ce sujet.

Jusque dans la première moitié du siècle, la dysménorrhée était considérée comme une entité morbide et d'ordre purement médical.

Voici quelle était en 1865 l'opinion du Dr Bennett à son sujet : « La menstruation peut être douloureuse, excessivement douloureuse même, alors qu'il n'existe aucun obstacle, d'aucune sorte que ce soit ; toutes les dysménorrhées sont constitutionnelles, elles dépendent d'un tempérament spécial à la femme qui en est atteinte. » (Bennet. *Lancet*, 24 juin 1865, p. 673).

Sims émit un des premiers l'opinion que sans obstacle mécanique il ne saurait y avoir de dysménorrhée proprement dite (1865 *Lancet*; t. I, p. 224 et suiv. *Uterine surgery* (London). Il appuya cette opinion sur des statistiques et de nombreuses observations.

Avant et depuis le travail de Sims, ce sujet a préoccupé un grand nombre de gynécologues.

En 1836 Makintosh d'Edimbourg décrivait déjà la dysménorrhée mécanique et la traitait par la dilatation (*Practice of physic*).

En 1866 Gusserow étudie la question (*Berl. Klin. Woch.* n° 12 p. 219) et considère le rétrécissement externe ou interne du canal comme la seule cause de dysménorrhée.

Thomas (1880 *Diseases of women,* London p. 613) considère la dysménorrhée comme toujours obstructive, elle dépend de cet état particulier du col décrit par Sims sous le nom de col conique et souvent l'endométrite l'accompagne.

Lawson Tait incrimine le col long avec utérus infantile, la sténose de l'orifice externe ; quant à la sténose de l'orifice interne, elle n'aurait pour lui qu'un caractère spasmodique. Il décrit ainsi une dysménorrhée spasmodique survenant à la suite de couches, et accompagnée du cortège symptomatique de la dysménorrhée ordinaire.

Barnes (*Lancet,* 15 juin 1865) décrit le premier la forme conique du col et en fait la cause de la dysménorrhée.

En 1887, Thomas Moor Madden au congrès de Washington considère le rétrécissement du canal cervical comme la cause la plus fréquente de dysménorrhée et le considère comme justiciable du traitement chirurgical.

Pozzi déclare dans son traité que les dysménorrhées mécaniques sont les plus fréquentes.

Enfin, Noll Harsan en 1894, (*Zur Behandlung der cervical dysmenorrhee Centr. Bl. fur. gyn.*, 26 mai, n° 21, p. 499), décrit à nouveau la dysménorrhée consécutive à la sténose du col de l'utérus. Il déclare qu'on trouve avec la sonde une sténose de l'orifice interne ou dans un point du canal cervical. Le passage de la sonde accuse alors une douleur en ce point limité.

Plus récemment encore en Amérique Davenport (*Bos-*

ton med. and. surg. Journ., 2 juin 1898, p. 514), insiste sur ce point que la sténose de l'orifice interne associée à l'antéflexion est une des causes les plus fréquentes de dysménorrhée. La sensibilité de l'orifice interne est très fréquente. La dilatation et le drainage de l'utérus constituent le traitement de choix.

CHAPITRE II

Etude clinique.

Les phénomènes cliniques de la crise douloureuse qui constitue la dysménorrhée, présentent, selon les cas, de nombreuses variations portant sur la marche, l'allure et l'intensité des symptômes. Toutefois, avant de passer en revue les caractères spéciaux correspondant aux différentes formes et reconnaissant parfois une étiologie et une pathogénie distinctes, nous présenterons un tableau d'ensemble de la crise dysménorrhéique.

Le plus souvent la crise dysménorrhéique est précédée de phénomènes douloureux prémonitoires ; les malades qui ont déjà ressenti un grand nombre de fois les approches de la crise dysménorrhéique ne sauraient s'y méprendre. Un certain nombre d'heures avant l'apparition des règles, parfois même quelques jours auparavant, la malade est prise d'un malaise croissant ; elle est agacée, sombre, irritable ; une anxiété vague la domine et elle a comme le pressentiment de la crise douloureuse qui approche.

En même temps apparaissent des troubles locaux plus directement en rapport avec les lésions du système génital et le trouble de la fonction menstruelle. C'est tout d'abord une sensation de chaleur et de pesanteur au niveau de la vulve et du vagin, accompagnée parfois d'un prurit pénible ; une douleur profonde, avec coliques plus ou moins violentes, siégeant généralement au niveau de la région hypogastrique qui présente une tension, un ballonnement manifeste. De cette région la douleur irradie dans diverses directions.

La malade ressent des douleurs plus ou moins vives dans la région inguinale, à la partie supérieure des cuisses, parfois au niveau des fesses et enfin à la région lombaire où les points douloureux sont particulièrement constants et pénibles.

Si à ce moment on pratique l'examen des parties génitales, on constate que la vulve est congestionnée et présente une coloration rouge sombre, que la muqueuse vaginale est également rouge, congestionnée, épaissie. Si l'on introduit le spéculum, on constate que le museau de tanche offre une coloration violacée et qu'il est légèrement tuméfié ; de son orifice externe sort un liquide glaireux plus ou moins abondant.

Dès ce moment on peut observer des troubles de voisinage, tels que dysurie, ténesme vésical et rectal. La miction peut être accompagnée d'une certaine sensation de cuisson et l'urine rare peut être chargée de mucus. La diarrhée ou la constipation peuvent également s'observer. Dans ce dernier cas les matières sont fréquemment enrobées de mucus. Enfin certaines femmes peuvent présenter une sensation de tension pénible et une sensibilité particulière des seins (mastodynie).

Ces symptômes vont en s'aggravant. Les douleurs se

localisent plus spécialement au niveau de l'utérus et des ovaires et elles acquièrent une violence parfois extrême. Elles offrent le caractère de coliques tormineuses, de véritables tranchées utérines. Souvent elles s'accompagnent de sensations expultrices, en sorte que les malades ayant eu des accouchements antérieurs les comparent aux douleurs de l'accouchement et en particulier de l'expulsion placentaire. Cette sorte de douleurs paraît être due à la rétention du flux sanguin dont une partie se coagule dans l'utérus.

Elles sont la manifestation apparente d'un obstacle matériel à l'issue du sang accumulé dans l'utérus. Et de fait de nombreuses causes peuvent intervenir pour produire cet obstacle à l'issue du sang. Un caillot, un polype la membrane muqueuse exfoliée, une tumeur du col peuvent être rangés dans cette catégorie.

Ces violentes douleurs expultrices, ne sont pas sans s'accompagner d'une agitation extrême. Les malades se placent dans les positions les plus diverses, pour essayer de trouver un soulagement à leur torture.

Elles ne peuvent supporter le décubitus dorsal et elles se livrent à des contorsions incessantes, sans pouvoir trouver de soulagement appréciable. Siredey (1) cite l'exemple « d'une dame atteinte de corps fibreux, qui resta trente-six heures assise sur son lit, le corps fortement plié en avant sans qu'il lui fût possible de quitter cette position fatigante.»

L'intensité de la douleur arrache souvent des cris aux

1. Siredey. (*Nouv. dict. méd. et de chir. prat.* Art. *Dysménorrhée*).

malades et dans certains cas on peut même observer des convulsions ou des syncopes.

Les phénomènes réflexes que nous avons déjà mentionnés parmi les symptômes prémonitoires peuvent alors apparaître si on ne les a pas déjà constatés, ou atteindre leur paroxysme dans les cas où ils existent déjà. La dysurie, les épreintes douloureuses du rectum et de la vessie viennent accroître l'état misérable où se trouvent les malades. On peut même observer une oppression plus ou moins marquée, une respiration saccadée et enfin des nausées fréquentes pouvant aboutir à des vomissements répétés.

Si, à ce moment, on cherche à palper l'abdomen on constate qu'il est distendu, douloureux à la moindre pression. L'hypogastre et la région ovarienne présentent une sensibilité particulière. La région ovarienne gauche serait plus particulièrement sensible. Si l'on cherche à délimiter par la palpation le corps de l'utérus, on constate ordinairement qu'il est augmenté de volume et que son fond remonte à une hauteur plus ou moins grande au-dessus de l'arcade pubienne. Si l'on pousse plus loin l'examen des organes génitaux de la femme, si l'on pratique le toucher vaginal en le combinant à la palpation abdominale on arrivera fréquemment à reconnaître l'existence des lésions utérines ou ovariennes qui seront souvent la cause de la dysménorrhée, ou qui la compliquent (1).

Pendant ces crises douloureuses l'état général présente

1. Ne pas négliger le toucher rectal qui fournit souvent de précieuses indications.

parfois l'apparence d'une perturbation grave. Le facies exprime la souffrance ; les yeux sont cernés, les traits tirés ; les téguments du visage sont tantôt rouges, vultueux, tantôt pâles, jaunâtres, terreux ; souvent même les alternatives de coloration et de pâleur de la face se succèdent à des intervalles plus ou moins rapprochés.

Mais malgré ces désordres bruyants et ce tableau symptomatique parfois effrayant au premier abord, le pouls reste calme et la température ne subit pas d'élévation, à moins toutefois qu'il n'y ait cœxistence de quelque lésion inflammatoire (salpingite, pelvipéritonite, cellulite pelvienne etc), liée à la cause même de la dysménorrhée ou pouvant même l'occasionner.

Les douleurs de la crise dysménorrhéique affectent généralement une marche intermittente. Après quelques heures de souffrances croissantes, les malades éprouvent fréquemment une amélioration passagère, bientôt suivie d'une crise nouvelle. Ces douleurs présentent enfin un caractère assez différent suivant leur point de départ. C'est au début de la menstruation que dominent les douleurs ovariennes ; c'est quand elle est dans son plein que les douleurs utérines s'accentuent (1).

Enfin après un nombre varié de paroxysmes successifs, les accidents vont entrer dans une nouvelle phase, par suite de l'apparition du sang. à la vulve.

Seules quelques gouttes de sang apparaissent d'abord. Elles paraissent sortir avec peine et comme expulsées par les contractions utérines. Parfois, même en l'absence

1. Pozzi, *Traité de gynécologie*, 1895, p. 600.

d'obstacle mécanique ou de rétrécissement du col, le sang ne vient que goutte à goutte comme l'urine dans la strangurie, d'où le nom de *Stillicidium uteri* donné à ce phénomène par Aétius. Le plus souvent cette apparition du sang détermine un notable amendement des symptômes. Parfois même, si les règles s'établissent rapidement et trouvent une issue facile, le soulagement est immédiat et complet.

Rien n'est plus variable d'ailleurs que l'aspect et la quantité du sang évacué. Parfois le sang est liquide, pâle, rosé, parfois au contraire il est noirâtre, épais et visqueux. Dans ce dernier cas il présente fréquemment des caillots.

Ces caillots affectent eux-mêmes des différences notables d'aspect et de coloration. Quelques-uns sont entièrement jaunes rappelant ainsi les caillots actifs des anévrysmes, les autres sont volumineux, mous, noirâtres, ce sont de véritables caillots cruoriques ; d'autres enfin sont petits, déchiquetés grenus, paraissent organisés et composés de parties foncées et de parties plus claires, jaunâtres stratifiées. Quelques-uns sont allongés, de forme triangulaire paraissent comme moulés sur la cavité utérine.

Les caillots petits, résistants et grenus proviennent de la cavité utérine où ils se sont formés et tassés. Ils jouent un rôle important dans la production de la dysménorrhée. Leur expulsion est suivie le plus souvent d'un écoulement de sang assez considérable et d'une amélioration marquée des douleurs utérines.

Les caillots mous et volumineux provi nnent au contraire du vagin. Ils s'y accumulent pendant le décubitus horizontal et leur expulsion se fait a vec facilité sous l'influence d'un mouvement, d'un effort, d'une contraction musculaire ou même d'une simple secousse. Ils n'ont d'ailleurs aucune importance dans l'espèce et on les retrouve dans les métrorrhagies en dehors de toute dysménorrhée.

Les caillots fibrineux petits et résistants, plus ou moins exactement moulés sur la cavité utérine sont au contraire un bon signe de sténose du canal cervical.

Leur existence est « le plus souvent le signe d'une augmentation de capacité ou d'une dilatabilité de la cavité utérine, lorsqu'elle coexiste avec la ménorrhagie chez des femmes ayant eu des enfants, et dont la capacité utérine est augmentée non-seulement dans le corps, mais dans le col ». (1)

La quantité de sang écoulée est très variable. Quelquefois le sang s'écoule lentement et par quantité très minime. Il y a même parfois une aménorrhée presque complète. Quelquefois au contraire l'écoulement est extrêmement abondant, constitue d'emblée une métrorrhagie qui peut mettre en danger les jours de la femme. Cette métrorrhagie peut se reproduire à chaque période menstruelle et amener un affaiblissement considérable. Dans certains cas l'écoulement est insignifiant pendant plusieurs heures, les douleurs expultrices sont très vives; puis à la suite de l'expulsion d'un caillot une hémorrhagie abondante apparaît et les douleurs disparaissent. L'hémorrha-

1. Courty. *Traité des mal. de l'utérus*, Paris, 1881.

gie semble jouer dans ces cas le rôle d'une véritable saignée qu'il faut parfois savoir respecter et qu'il serait imprudent de combattre, à moins qu'il n'en résulte un grand dommage pour la santé générale (1).

Parfois l'amendement que l'on note après l'apparition des règles est interrompu par de nouvelles crises occasionnées par la formation de nouveaux caillots ou la rétention de débris de membranes. Enfin après un certain nombre de crises semblables, les accidents s'atténuent pour disparaître peu à peu.

Pendant les jours qui suivent la crise, la malade est encore affaiblie par l'intensité des douleurs qu'elle vient de supporter et aussi souvent par les métrorrhagies qui leur ont fait suite. Peu à peu, toutefois, le calme se rétablit, mais il reste encore l'angoisse que cause à la plupart de ces malades la crainte du retour de crises semblables.

D'ailleurs, dans l'intervalle des crises dysménorrhéiques, la santé de ces malades est loin d'être bonne et Gallard (2) insiste à bon droit sur ces accidents qui sont dûs pour la plupart aux affections locales ou générales causes de la dysménorrhée.

Quant à l'intervalle qui sépare deux crises dysménorrhéiques il peut avoir la durée normale de l'intervalle des règles. Mais souvent aussi les dates des menstruations deviennent irrégulières ce qui paraît en relation avec

1. Siredey, *loc. cit.*.

2. Gallard. *Leçons sur la dysménorrhée, in Annales de gynéc.*, mars 1884.

les maladies utérines ou annexielles associées à la dysménorrhée.

A ce propos, il faut parler de la *dysménorrhée intermenstruelle* (Mittelschmerz des auteurs allemands). Priestley (1) qui a désigné sous ce nom de nouvelles crises douloureuses pouvant se produire dans l'intervalle des règles et caractérisée par l'apparition de tous les phénomènes dysménorrhéiques à l'exception de l'écoulement sanguin. Ces crises douloureuses ont été attribuées à l'ovulation. Elles correspondraient à la forme ovarienne, à la dysootocie de Barnes. Mais cette nouvelle forme n'a pas fait fortune. Gaillard-Thomas fait à son sujet de prudentes réserves, de Sinéty considère son explication pathogénique comme une « hypothèse qui n'est basée sur aucun fait anatomique », et M. Pozzi déclare qu'il y a eu abus de langage pour désigner sous le nom de dysménorrhée des symptômes de l'inflammation de l'utérus ou de ses annexes.

Les crises dysménorrhéiques s'installent parfois avec les premières règles de la puberté. Elles persistent aux règles suivantes et reviennent à chaque époque. Dans ces cas on peut en un certain sens dire que cette affection est congénitale. En général, elle devient de plus en plus marquée et tenace au fur et à mesure que la malade avance en âge. Pendant les premières années la souffrance peut ne pas être excessive, mais dans les années suivantes, s'il survient quelque changement, c'est plutôt une

1. Priestley. *Proceedings of the Med. Surg. Soc. 1871; Cases of Intermenstrual or Intermediate dysmenorrhea.*

légère aggravation. Dans la jeunesse, et chez les femmes présentant un bon état de santé cet accès menstruel peut être assez bien supporté et la santé complètement recouvrée en quelques jours. Mais avec le temps les malades se remettent de plus en plus difficilement, l'atteinte à la santé générale semble plus profonde, la douleur paraît plus accentuée à cause de l'affaiblissement du système nerveux et la plus grande portion de la période intermenstruelle est nécessaire à la femme pour se remettre. Il s'en suit une altération graduelle de la santé et de l'état général que l'on rencontre dans beaucoup de cas.

Chez un grand nombre de femmes, au contraire, les crises dysménorrhéiques ne font leur apparition que plus tard, après plusieurs années pendant lesquelles les règles furent normales. C'est à la suite d'une des affections que nous passeront en revue en étudiant l'étiologie que s'installe la dysménorrhée.

Quant à la durée de cet état morbide, il est aussi variable que les causes mêmes de la dysménorrhée et dépend de chacune d'elles.

Formes. — La classification des formes de la dysménorrhée est loin d'être nettement définie, et encore à l'heure actuelle, les gynécologues français et étrangers ne s'entendent pas à ce sujet. Le nombre de ces formes, la dénomination qui leur convient et la pathogénie qui doit leur être assignée, sont loin d'être les mêmes dans les différents auteurs.

A l'exemple de la plupart des auteurs classiques et d'après ce que l'on observe en clinique, nous admettrons quatre formes principales de dysménorrhée : 1° une forme *essentielle* ou *nerveuse* ; 2° une forme *congestive* ou *inflammatoire* ; 3° une forme *mécanique* ; 4° une forme dite *membraneuse*. Chacune de ces variétés présente avec des symptômes communs des symptômes propres et surtout une pathogénie différente qui nécessitent des indications thérapeutiques spéciales.

1° *Forme essentielle, idiopathique, nerveuse.* — Un grand nombre d'auteurs, parmi lesquels nous citerons Aran, Raciborski, Courty, Gaillard-Thomas, admettent que la dysménorrhée peut être due à un simple trouble fonctionnel indépendant de toute lésion des organes génitaux, de toute altération de l'état général. C'est donc alors une forme particulière à opposer à la dysménorrhée *symptomatique* qui relève d'une affection locale ou générale. Cette forme prend suivant les cas le nom de dysménorrhée idiopathique, nerveuse, spasmodique ou constitutionnelle.

Mais cette forme idiopathique est loin d'être acceptée par tous les autres gynécologues. C'est ainsi que Siredey (1) conteste la réalité de cette forme et n'en admet que les cas pouvant rentrer sous l'étiquette de dysménorrhée nerveuse. Encore n'est-ce pas dans ce cas une véritable affection idiopathique, car il la considère comme étant sous la dépendance d'une affection nerveuse ou d'une altération de sang.

Barnes (2) n'admet cette forme qu'après bien des hésitations. Encore la considère-t-il comme un asylum igno-

1. Siredey, *loc. cit.*

2. Barnes, *Traité clinique des maladies des femmes*, trad. par A. Cordes. Paris, 1876.

rantiœ, dans lequel sont compris les cas à étiologie encore mal déterminée.

De Sinéty (1) ne fait pas mention de cette forme et range même la dysménorrhée dite nerveuse dans la classe des névralgies. Ce serait une névralgie avec point utérin qui augmenterait d'intensité au moment des règles.

Gallard (2) enfin, affirme la nature constamment symptomatique de la dysménorrhée.

A. Petit (3) se range à cette opinion. Il considère la dysménorrhée comme étant dans tous les cas symptomatique d'une lésion pathologique des organes génitaux ou d'une altération morbide de l'état général. Même chez les malades qui paraissent avoir une intégrité absolue et nettement établie des organes génitaux internes, il est rationnel d'admettre que sous l'influence d'une affection nerveuse primitive, se produisent des troubles vaso-moteurs congestifs au niveau des ovaires ou de l'utérus, et d'y voir la cause efficiente de la dysménorrhée.

« La névralgie lombo-abdominale ne peut-elle détermi-
« ner l'hyperhémie vasculaire de l'utérus comme la né-
« vralgie faciale produit celle de la conjonctive ? Et
« d'ailleurs ne peut-on, à bon droit, se demander si dans
« un certain nombre de cas, l'existence de cette névral-
« gie n'est pas, au même titre que les accidents de la
« dysménorrhée, symptômatique d'une lésion des orga-
« nes pelviens demeurée méconnue ? ».

1. De Sinéty (*Traité pratique de gynécologie et des maladies des femmes*, 2e édit., 1884).

2. Gallard (*Leçons clin. loc. cit.*).

3. A. Petit. (Art. *dysménorrhée* du *Dict. encyclopédique des Sc. médic*. 1885).

Tout au moins le domaine de ces dysménorrhées essentielles doit-il être considérablement restreint et suivant l'expression de Gallard (*loc. cit.*) « le progrès de la « science doit avoir pour résultat de faire disparaître cet « asile de l'ignorance dans lequel nous devons faire tous « nos efforts pour éviter de chercher à nous réfugier ».

Les signes plus particulièrement spéciaux à cette forme comportent plusieurs jours avant les règles un changement de caractère, une céphalalgie plus ou moins accentuée, des palpitations, une tendance marquée à la syncope, souvent enfin des crises hystériformes qui font faire facilement le diagnostic de cette forme. On peut voir aussi s'y joindre des douleurs gastriques, des nausées, des vomissements bilieux. Parfois des névralgies apparaîtront en d'autres points du corps. Les névralgies faciale, intercostale, crurale ont été notées dans nombre de cas. Enfin des douleurs hypogastriques surviennent et affectent l'aspect de véritables coliques utérines intermittentes. Le ventre est ballonné; la région ovarienne est particulièrement douloureuse à la pression.

Tous ces troubles augmentent jusqu'à l'apparition du flux menstruel. A ce moment survient le plus souvent une amélioration subite. Le sang qui s'écoule présente le plus souvent les caractères ordinaires des ménorrhagies. Toutefois chez les femmes chloro-anémiques il offre une pâleur caractéristique.

Un dernier caractère enfin de ces crises, c'est qu'elles peuvent laisser passer plusieurs époques menstruelles avant de se reproduire.

2° *Forme congestive ou inflammatoire.* — Cette forme

a elle-même subi des subdivisions. Quelques gynécologues la divisent en effet en deux variétés : l'une congestive, l'autre inflammatoire (Raciborski).

D'autres parmi lesquels Gaillard-Thomas, Siredey, Gallard, A. Petit n'admettent au contraire qu'une seule forme, reconnaissant la difficulté de séparer cliniquement les lésions congestives des lésions inflammatoires et trouvant la distinction trop subtile.

On a d'autre part subdivisé la forme congestive ou inflammatoire en deux variétés, non plus au point de vue de la nature de l'affection, mais au point de vue de sa localisation.

Barnes va jusqu'à considérer la variété ovarienne comme une espèce particulière et lui donne le nom de dysootocie. Cette tendance à en faire une espèce bien à part n'est pas sans quelque exagération. On sait en effet combien étroitement liées sont le plus souvent les affections inflammatoires de l'utérus et de ses annexes. Bien peu de salpingites existent à l'état isolé et la métrite qui leur a presque toujours donné naissance persiste le plus souvent à l'état chronique quand la salpingite est établie.

Dans cette forme la malade accuse ordinairement plusieurs jours avant les règles, mais moins longtemps que dans la forme précédente une sensation de plénitude à l'hypogastre, des tiraillements dans la région lombaire et aussi dans les aines. La douleur est sourde, continue ; elle est exagérée par la marche et la station debout. La malade ressent également une sensation de pesanteur au niveau de la vulve et du vagin.

Puis surviennent des coliques d'intensité croissante,

accompagnées de prurit, d'élancements à la vulve. Le ténesme vésical et anal est fréquent dans cette forme. Il s'accompagne de cuisson pendant la miction et la défécation. Souvent ces douleurs à la défécation deviennent extrêmement vives chez les femmes qui présentent en même temps un prolapsus de l'ovaire.

Elles s'accompagnent un peu avant ou après les crises de douleurs très vives au coït. C'est ce que les auteurs anglais désignent sous le nom de dyschezia et de dyspareunia. Les phénomènes congestifs se généralisent peu à peu. Les seins sont gonflés, douloureux ; la face est vultueuse, congestionnée. La malade se plaint de sentir des bouffées de chaleur lui monter au visage et parfois elle a des crises d'étouffement assez prononcées.

Si l'on pratique le toucher vaginal, on constate que le vagin est chaud, le col tuméfié et sensible à la pression. La palpation abdominale jointe au toucher dénote l'augmentation de volume de l'utérus. Les annexes sont parfois congestionnées et douloureuses. S'il y a prolapsus de l'ovaire on sent dans le cul-de-sac de Douglas une tumeur sensible à la pression. Cette pression provoque des sensations nauséeuses caractéristiques. On sent des battements artériels dans les culs-de-sac. L'examen au spéculum montre le museau de tanche, volumineux, turgescent, luisant et violacé.

L'hémorrhagie calme les souffrances. Elle semble jouer le rôle d'une véritable saignée déplétive. Cet écoulement est généralement abondant, formé de sang foncé avec de nombreux caillots.

Toutefois, bien que ces symptômes soient plus accentés et plus constants dans cette forme congestive, il s'en faut de beaucoup qu'ils viennent toujours à manquer dans les autres formes et en particulier dans la forme dite nerveuse. L'observation clinique établit le fait d'une manière incontestable et d'ailleurs Valleix, Neucourt (1) et Marrotte (2) ont signalé la congestion active, la rougeur et la tuméfaction des organes génitaux sous l'influence directe de la névralgie lombo-sacrée ; ils insistent même sur l'apparition des phénomènes dysménorrhéiques, comme conséquence immédiate de cette congestion utérine.

Inversement, quelques auteurs admettent que les douleurs névralgiques intenses, s'accompagnant de points douloureux situés au niveau du petit bassin ou dans son voisinage, ont une valeur importante au point de vue du diagnostic de la dysménorrhée nerveuse. Cependant, on trouve dans la plupart des observations relatives à des formes quelconques de dysménorrhée, la mention de douleurs irradiées et de points douloureux fixes. Petit dans son article du *Dictionnaire encyclopédique* cite le cas d'une dame de quarante-quatre ans souffrant depuis près de sept ans de crises dysménorrhéiques violentes, consécutives à un phlegmon du ligament large gauche, et présentant presque constamment à chaque retour périodique des accidents, des douleurs névralgiques extrêmement vives dans les cuisses, et principalement dans les

1. Neucourt. *Arch. de médecine*, 1858, t. II.

2. Marrotte. *De quelques épiphénomènes des névralgies lombo-sacrées pouvant simuler des affections idiopathiques de l'utérus et de ses annexes, in Arch. de médecine*, 1860.

fesses. Ces douleurs étaient plus marquées du côté gauche, correspondant au siège de la phlegmasie péri-utérine ancienne. Nous avons observé dans notre clientèle une anglaise de 30 ans, neurasthénique, qui souffrait depuis plusieurs années de troubles dysménorrhéiques congestifs qu'aucune médication n'avait pu soulager et Dieu sait combien de médecins elle avait consultés dans ses pérégrinations à travers le monde ; elle se refusait d'ailleurs à tout examen par excès de pudibonderie.

Nous fûmes assez heureux pour la décider à se prêter à un examen et nous trouvâmes un pessaire (cause de tout le mal) que cette dame s'était introduit sept ou huit ans auparavant pour se soulager, et aussi parce qu'une de ses amies en portait ! Nous fîmes l'extraction de ce corps étranger ce qui amena la cessation de tous les accidents.

3° *Dysménorrhée mécanique.* — Cette forme est admise sans conteste par tous les auteurs, certains d'entre eux ont même essayé de lui ramener la plupart des cas de dysménorrhée.

Barnes a essayé de subdiviser cette forme en deux variétés : la première résulterait d'un obstacle siégeant sur le trajet cervico-utérin ; la seconde trouverait son origine dans l'atrésie des trompes de Fallope.

Mais la seconde forme est peu connue, son existence est peu nette et elle est passée sous silence par la plupart des auteurs.

Cette forme de dysménorrhée est en somme surtout de cause utérine. Dans sa description ne rentre pas l'histoire des imperforations ou des rétrécissements siégeant au niveau de la vulve et du vagin. Dans ces cas il ne s'agit pas en effet de dysménorrhée véritable, mais d'une véritable aménorrhée due à la rétention des règles.

La dysménorrhée mécanique présente des symptômes généralement bien caractérisés. Ce sont des douleurs intermittentes localisées dans la région lombaire ou hypogastrique. Elles s'accompagnent de sensations expultrices comparables à celles du travail chez les femmes enceintes et présentent le caractère de véritables tranchées utérines. La dysurie, le ténesme anal s'observent également dans un grand nombre de cas. L'écoulement sanguin est intermittent et irrégulier. Après les premières heures pendant lesquelles l'écoulement sanguin est peu abondant le plus souvent, les règles surviennent très abondantes et se prolongent pendant une huitaine de jours, parfois même davantage.

Ces crises reviennent à chaque époque menstruelle avec plus de régularité que dans les autres variétés.

4° *Dysménorrhée membraneuse.* — On donne le nom de dysménorrhée membraneuse à des cas de dysménorrhée qui s'accompagnent de l'expulsion de produits membraniformes, mélangés au sang des règles.

Son existence a été établie depuis la célèbre lettre de Morgagni (*De sedibus et causis morborum*, lettre 48. Paris 1824).

Elle est considérée généralement comme une sorte d'entité morbide caractérisée par la sécrétion ou l'expulsion de membranes accompagnant le flux sanguin menstruel. C'est pourquoi on la décrit ordinairement à part et pour ainsi dire séparée des autres formes de dysménorrhée.

En réalité nous n'avons pas ici une affection particulière toujours identique à elle-même, mais un certain nombre de faits pathologiques de nature très différente qu'il importe de séparer nettement les uns des autres.

Des discussions contradictoires nombreuses ont été soulevées au sujet de la nature et même de l'existence de la dysménorrhée membraneuse.

Plater paraît avoir entrevu le premier l'expulsion d'un produit membraniforme pendant des menstruations difficiles et douloureuses.

Mais c'est Morgagni le premier en 1760 qui en a rapporté une observation complète. Sa description est très minutieuse, accompagnée de détails cliniques d'un grand intérêt. Il ne sut pas toutefois déterminer la nature exacte de la membrane expulsée par sa malade.

Quelques années plus tard Th. Denman (1) donne une bonne description des membranes rendues pendant les crises de dysménorrhée : « J'ai constamment vu, dit-il, « l'une des faces de ces membranes avoir un aspect « tomenteux et l'autre une surface polie ; elles étaient « absolument semblables à la membrane que Ruysh « appelle villeuse, dont Harvey a donné une si curieuse « descripfion, que Hunter a décrite et qu'il a appelée ca- « duque. Pour mettre le fait hors de doute, j'ai prié, il y « a plusieurs années, Baillie de vouloir bien examiner « des débris de ces membranes ; il pensa comme moi que « c'étaient des membranes organisées dont le tissu était « semblable à celui de la caduque ».

1. Th. Denman *Introduction to the Practice, of Midwifery*, London, 1795.

Dans ce siècle Oldham (1) et Simpson (2) apportèrent une importante contribution à la pathogénie de la dysménorrhée membraneuse.

En France, les recherches de Chaussier, de Boivin et de Dugès vinrent apporter des données plus précises sur l'origine et la nature du produit membraneux.

Coste, Robin et Davaine, Follin, Laboulbène étudièrent sa structure histologique.

Il fut ainsi démontré qu'il s'agit dans la plupart des cas d'une portion exfoliée de la muqueuse utérine, parfois même de cette muqueuse entière reconnaissable à son épithélium, à ses vaisseaux, à ses glandes.

La thèse de Sémelaigne (1851) résume l'ensemble de ces recherches (3).

Depuis de nombreuses observations ont été publiées à ce sujet. Kölliker, Cornil, de Sinéty etc., pratiquèrent des examens microscopiques qui confirmèrent la réalité de l'expulsion de la muqueuse utérine.

Telle est la première théorie au sujet de la nature de la membrane expulsée dans cette forme de dysménorrhée.

Mais à côté de cette théorie, vint se faire jour une seconde qui considère la membrane dysménorrhéale comme « une exsudation de lymphe coagulable ou de fibrine à la

1. Oldham. *Membranous dysmenorrhea London Med. Gaz. New Series, V. III*, *April* 1846.

2. Simpson. *On the nature of the membrane occasionnally expelled in Dysmenorrhea Edinburg Monthly Journ., of Medic., Sciences*, sept., 1846.

3. Sémelaigne. *De la dysménorrhée membraneuse et de la membrane dysménorrhéale.* Th. de doctorat, Paris, 1851, n° 232.

« face interne de la muqueuse de l'utérus ». Cette théorie a été soutenue par Montgomery, Coplang (*Dict. of Pract. Med.*), Ashwell, Rigby (Essay on dysmenorrhea) Churchill.

Barnes admet cette interprétation dans quelques cas, et pense que cette membrane est formée d'une sorte de couenne composée de mucus et de fibrine : c'est l'endométrite croupale exsudative des auteurs allemands.

En 1869, Troque (1) traite à nouveau la question. Il semble n'accepter qu'avec une certaine réserve cette variété de dysménorrhée membraneuse. Il fait remarquer que les examens histologiques sont peu nombreux et que l'examen microscopique peut seul établir avec certitude la nature de cette membrane. Il relate néanmoins un cas de Bouchacourt avec examen histologique pratiqué par Tripier; un autre cas semblable a été présenté à la Société anatomique en 1834 par Vernois et Cruveilhier.

Dans les *Archives de médecine* de 1871, Huchard et Labadie-Lagrave ont mis la question au point (2). Ils concluent à l'existence de faits se rapportant aux deux théories. Ils admettent à côté de la dysménorrhée membraneuse *exfoliatrice* (exfoliation de la muqueuse utérine), la dysménorrhée membraneuse *exsudative* (expulsion d'une couenne ou pseudo-membrane exsudée à la surface de la muqueuse pendant la crise cataméniale).

1. Troque. *Etude critique sur la dysménorrhée membraneuse*. Paris, 1869.

2. Huchard et Labadie-Lagrave. *Contribution à l'étude de la dysménorrhée membraneuse. Arch. de méd.*, 1871.

Courty à son tour se range à cette théorie éclectique et subdivise même la dysménorrhée pseudo-membraneuse en deux variétés d'après la composition de la pseudo-membrane : dans un cas mucus coagulé; épithélium, mucus et fibrine dans l'autre. Huchard et Labadie-Lagrave ne voient toutefois dans ces deux variétés que deux degrés d'intensité différente du processus exsudatif de la même forme pseudo-membraneuse.

Siredey mentionne également les pseudo-membranes dysménorrhéales et rapporte un examen histologique pratiqué par Cornil et E. Lallement (de Nancy). Il se demande toutefois si elles ne sont pas un degré de la dysménorrhée avec exfoliation de la muqueuse.

De Sinéty dans son *Traité de gynécologie* donne lui aussi une description de cette pseudo-membrane.

A côté de ces deux sortes de produits membraneux, il faut encore en citer deux autres, ayant donné lieu, eux également, à des théories pathogéniques que leurs auteurs ont voulu injustement étendre à tous les cas.

Raciborsky ayant reconnu dans un certain nombre de cas dans la membrane expulsée, tous les caractères d'une caduque d'avortement, conservant des traces plus ou moins nettes d'un ovule fécondé, et parfois même accompagnée de l'œuf lui-même en voie d'évolution, nia à son tour l'existence de l'exfoliation de la muqueuse utérine.

A cette assertion, on fit plusieurs objections. L'avortement en effet s'accompagne presque toujours d'un retard plus ou moins considérable dans l'apparition des règles, tandis que la menstruation suit une marche régulière dans un grand nombre de cas de dysménorrhée membraneuse.

Il est d'autre part difficile d'admettre l'influence persistante de la cause qui a déterminé une première fausse-couche pour expliquer la répétition des accidents chez une même femme.

Enfin on constate parfois l'éclosion de crises dysménorrhéiques membraneuses chez des jeunes filles vierges ou chez des femmes s'étant depuis longtemps abstenues de tout rapport sexuel.

Il est d'ailleurs des signes physiques propres à la mem brane expulsée qui permettent d'établir facilement le diagnostic.

D'ailleurs, Raciborsky a lui-même reconnu par la suite que si dans certains cas on a pu prendre des membranes d'avortement pour des produits dysménorrhéiques, il n'en est pas moins démontré que la dysménorrhée membraneuse, caractérisée par l'exfoliation de la muqueuse utérine à l'époque des règles, a une existence propre absolument indépendante des phénomènes de conception, et qu'il faut la séparer entièrement des accidents de la fausse couche.

Enfin il est une dernière théorie qui a également sa part de vérité mais qui ne peut être généralisée comme ont voulu d'abord le faire ses auteurs. D'après cette théorie les membranes entraînées avec le sang des crises dysménorrhéiques ne seraient que des caillots sanguins fibrineux, décolorés par le lavage, présentant au premier abord un aspect membraniforme, feuilleté, et affectant parfois la forme triangulaire de la cavité utérine sur laquelle ils se sont moulés plus ou moins exactement.

En résumé, de ces différentes variétés, deux seulement s'observent avec quelque fréquence, à savoir : la dysménorrhée pseudo-membraneuse et la dysménorrhée membraneuse proprement dite ; encore la seconde est-elle la règle et la première l'exception.

Les symptômes de la dysménorrhée membraneuse ressemblent beaucoup à ceux que nous avons déjà exposés.

Scanzoni a observé chez une malade une douleur lombaire et périombilicale qu'il a signalée comme un phénomène prémonitoire, mais qui est en tout cas fort rare.

Dans les périodes intercalaires on note fréquemment des douleurs pelviennes et lombaires et de la leucorrhée. Ces troubles sont sans doute liés à l'endométrite dans laquelle nombre d'auteurs tendent à faire rentrer la dysménorrhée membraneuse.

Les époques menstruelles reviennent le plus souvent avec régularité Quand il y a retard des règles, le diagnostic avec un avortement devient souvent fort difficile.

La crise douloureuse qui constitue un des symptômes de la dysménorrhée membraneuse, augmente ordinairement d'intensité pendant un ou deux jours, jusqu'à ce que l'exfoliation de la muqueuse soit accomplie ; puis généralement après une détente plus ou moins longue et plus ou moins accentuée, un nouveau paroxysme éclate, accompagné parfois d'un arrêt du flux sanguin. Cet arrêt détermine une reprise des douleurs qui atteignent leur plus haut degré, les contractions utérines, les douleurs expultrices se succèdent de plus en plus violentes, jusqu'à ce qu'enfin la membrane ou la portion de membrane retenue au niveau du canal cervical soit expulsée, ce qui amène un calme relatif. Mais le même phénomène peut se renouveler plusieurs fois de suite dans la même crise, en particulier quand l'exfoliation de la muqueuse se fait par lambeaux successifs. Il y a alors autant de paroxysmes que d'actes d'expulsion des lambeaux de la muqueuse. Morgagni a bien signalé ce fait dans son observation quand il dit : Quelquefois ce corps (le sac membraneux), sortait non pas en entier, mais divisé en petits morceaux qui étaient rendus les uns après les autres », et, dans ce cas, les douleurs recommençaient aussi alternativement ».

Dans sa lettre déjà citée, Morgagni donne une bonne description de la membrane expulsée par sa malade. « Toujours à certaine époque, dit-il, à savoir celle des « menstrues », cette malade « rendait par l'utérus un « corps qui paraissait membraneux et qui était d'une « forme et d'une grosseur qui répondaient assez bien à « la cavité triangulaire de l'utérus ; il était un peu con- « vexe extérieurement, et cette face externe était inégale « et non sans un grand nombre de filaments qui parais- « saient avoir été arrachés des endroits où ils étaient « adhérents ; mais il était creux en dedans où il se trou- « vait lisse et humecté comme par une humeur aqueuse « qu'il aurait contenue auparavant et qu'il aurait répandue, « en sortant, par un grand trou qui existait à l'un de ses « angles et qui s'était sans doute ouvert par l'effet du « tiraillement. Quelquefois, ajoute Morgagni, ce corps « sortait, non pas entier, mais divisé en petits morceaux « qui étaient rendus les uns après les autres ».

Tels sont les caractères de la membrane expulsée dans ces cas de dysménorrhée. Morgagni a su décrire cette muqueuse utérine exfoliée d'une manière si précise au point de vue macroscopique qu'il y a peu de chose à y ajouter. Cette membrane offre bien en effet l'aspect d'un petit sac triangulaire possédant trois orifices, un à chacun de ses angles.

L'orifice le plus considérable répond au canal cervical; les deux autres plus petits, aux *ostia uterina.* Il en est du moins ainsi quand la muqueuse exfoliée est expulsée en un seul morceau. Quand il y a plusieurs lambeaux on pourrait parfois, si ces lambeaux ne sont pas trop petits, les juxtaposer et arriver à reconstituer ainsi le petit sac triangulaire primitif (1).

La surface extérieure de cette petite poche est ordinairement inégale, tomenteuse, hérissée de saillies correspondant aux couches profondes de la muqueuse. On voit facilement ces petites villosités flotter dans l'eau quand on y plonge la membrane. Elles sont constituées par des filaments irréguliers du chorion muqueux et par des vaisseaux. De petits caillots sanguins adhèrent dans l'interstice des villosités.

La cavité de la poche, offre au contraire, après avoir été débarrassée du sang qu'elle contenait, une surface lisse et unie correspondant à l'épithélium de la muqueuse.

Dans quelques cas fort rares, la muqueuse a pu être retournée comme un doigt de gant et l'on observe alors

1. Charpignon. *Gaz. des hôp.*, 1854.

la disposition inverse des deux surfaces du sac. Ces faits ont été signalés par Chaussier et Vannoni.

Les lambeaux de la muqueuse expulsée séparément possèdent naturellement chacun une face présentant les différents caractères que nous avons énumérés.

Outre cette exfoliation de la muqueuse utérine,on a signalé l'exfoliation de la muqueuse de la portion vaginale du col et de la muqueuse du vagin Gauthier (de Genève) (1), Troque, Farre (2), Scanzoni, Grogly, Hewit, Tyler-Smith, Dewes (3).

Nous n'insisterons pas sur les caractères histologiques de ces membranes. Nous les rappellerons seulement en quelques mots. Il est important de les connaître pour le diagnostic histologique de la membrane exfoliée.

Sur une coupe de la membrane, on voit un stroma composé de tissu conjonctif renfermant des éléments cellulaires en grande quantité, des vaisseaux et des glandes tubuleuses, tapissées d'un épithélium se prolongeant par places avec la couche d'épithélium cylindrique à cils vibratiles qui recouvre la surface externe de la muqueuse. Autour des vaisseaux on constate fréquemment l'existence de petites hémorrhagies interstitielles disséminées dans la trame du chorion muqueux.

On rencontre aussi parfois des cellules hypertrophiées dites cellules de la caduque. Mais, il faut bien savoir

1. Gauthier (de Genève). *De la pathogénie de la dysménorrhée.* Congrès internationnal des Sc. médic., 6e session Genève,1857.

2. Farre. *Arch. of. médic.*, 1858.

3. Dewes *Treatise on Diseases of Females.* Philadelphie, 1854.

qu'elles n'indiquent nullement un produit d'avortement. En effet, Ruge (1) et de Sinéty en ont constaté la présence dans plusieurs cas de dysménorrhée membraneuse vraie chez des femmes non gravides.

Quant aux *pseudo-membranes* elles présentent au point de vue histologique tous les caractères de la fausse membrane exsudative des muqueuses (Huchard et Labadie-Lagrave). Elles sont constituées par la desquamation épithéliale de la muqueuse utérine accompagnée de produits inflammatoires composés de fibrine sous forme fibrilaire ou granuleuse ou en voie de régression. Au milieu de celle-ci ou à sa surface se trouvent des cellules épithéliales et des leucocytes.

Avant de terminer cet exposé des signes de la dysménorrhée membraneuse nous citerons les faits de dysménorrhée membraneuse sans dysménorrhée, rapportés par L. Maier (2), J. Williams, Bernutz, de Sinéty, Gallard.

Mais ces faits ne rentrent guère dans le cadre des dysménorrhées, ils semblent avoir au contraire tous les caractères des endométrites sauf la dysménorrhée. Ils peuvent servir d'intermédiaires pour faire rentrer également les autres faits de dysménorrhée membraneuse dans le vaste cadre des endométrites, dont la dysménorrhée

1. Ruge. *Zur Ætiologie und anatomie der endometritis zeitch fur geb. and gyn.*, t. V, 1881.

2. L. Maier. *Beitrage zur Geburtskunde und gynœkologie*, V, Berlin 1875.

n'est alors qu'un symptôme au milieu de beaucoup d'autres.

De nombreux auteurs ont méconnu cette filiation et font de la dysménorrhée membraneuse une affection tout à fait distincte des métrites. D'autres ont bien vu cette relation : ainsi Schrœder dit qu'alors « le catarrhe chronique se rencontre si souvent qu'en règle générale on pourrait bien le considérer comme la cause du mal (1). »

D'ailleurs cette affection remonte presque toujours à un accouchement ou à un avortement, plus rarement à l'établissement de la menstruation, et l'on peut conclure avec M. Pozzi, que « la dysménorrhée membraneuse est « une véritable *métrite chronique avec poussées de métrite aiguë et desquamation inflammatoire de la muqueuse au moment des règles.* »

Au point de vue de la marche et de l'évolution, de la dysménorrhée membraneuse, il y a peu de choses à dire, puisque elle s'aggrave, décroît ou disparaît avec la cause qui lui a donné naissance. Elle peut cesser pendant un temps plus ou moins long, pour se montrer de nouveau avec son intensité première. C'est ce qu'on observe lorsque la malade est devenue enceinte et a mené sa grossesse à terme, ou a fait une fausse couche de plusieurs mois, ce qui est plus fréquent.

1. Schrœder. *Mal. des org. gén. traduct. franç.*, p. 361.

CHAPITRE III

Etiologie — Pathogénie

La dysménorrhée ne constitue pas une entité morbide relevant de causes toujours identiques, mais bien un syndrôme clinique trouvant son origine première dans un grand nombre d'affections diverses.

Aussi n'est-il guère possible d'aborder l'étude de son étiologie et de sa pathogénie au point de vue général. Disons seulement qu'elle peut se montrer pendant toute la période d'activité génitale de la femme, depuis la puberté jusqu'à la ménopause. On peut la rencontrer en dehors des grossesses ou accouchements, en dehors même des rapports conjugaux, chez les jeunes filles vierges.

Nous allons ensuite, dans ce chapitre, passer en revue l'étiologie puis la pathogénie des différentes variétés de dysménorrhée, en insistant davantage sur la dysménorrhée d'origine mécanique puisque c'est elle surtout qui pourra comporter des indications thérapeutiques spéciales, symptomatiques en quelque sorte.

Etiologie. — Au point de vue étiologique nous diviserons l'étude de la dysménorrhée en deux paragraphes.

Dans le premier nous étudierons les cas de dysménorrhées dites idiopathiques, mais qui en réalité sont presque toujours sous la dépendance de troubles du système nerveux ou de l'appareil circulatoire.

Dans le deuxième nous passerons en revue les cas de dysménorrhées dites symptomatiques correspondant le plus souvent à des lésions des organes génitaux internes.

Entre ces deux ordres de faits, nous sommes loin de voir une limite bien tranchée. Il y a place en effet pour toute une catégorie de cas intermédiaires relevant d'une maladie extra-génitale pouvant se manifester au niveau de l'utérus ou des annexes par des troubles purement fonctionnels.

A. — *Dysménorrhée dite idiopathique.*

Dans cette classe nous ferons rentrer les dysménorrhées consécutives à un refroidissement, à une émotion violente éprouvée pendant les règles. Nous y joindrons les dysménorrhées que l'on peut observer à la suite d'une excitation exagérée des organes génitaux (ovarisme, excès de coït). Nous y ferons rentrer également les cas observés à la suite de parasites intestinaux (tœnias). Le rein mobile pourrait, d'après Linder, déterminer des crises de dysménorrhée à la suite des phénomènes congestifs que cette affection entraînerait du côté de l'appareil utéro-ovarien. La preuve de cette influence est la guérison de la dysménorrhée observée par cet auteur et par nous-même à la suite de la fixation du rein.

L'hystérie est fréquemment accompagnée de crises dysménorrhéiques. Il en est de même de la chloro-anémie fréquemment associée d'ailleurs à l'hystérie chez les jeunes filles. La dysménorrhée se rencontre encore dans le goître exophtalmique et enfin dans des maladies dyscrasiques comme le rhumatisme et la goutte.

Dans ces derniers cas les malades ne présentent pas de manifestations directes, spécifiques de la diathèse arthritique ou goutteuse : elles sont seulement en leur qualité d'arthritiques prédisposées aux névralgies et par suite à la dysménorrhée. Pour bien mettre ce point en relief, Jaccoud et Labadie-Lagrave ont donné à ces sortes de dysménorrhée le nom de migraines utérines. Notons enfin pour terminer que l'on a incriminé le paludisme comme cause de dysménorrhée (Gaillard-Thomas).

B. — *Dysménorrhée symptomatique.*

La dysménorrhée symptomatique reconnaît pour cause une lésion ou un vice de conformation local pouvant siéger soit au niveau des annexes, soit au niveau de l'utérus lui-même.

a) Lésions des ovaires ou des trompes. — La dysménorrhée ayant son origine au niveau des ovaires peut résulter d'un développement irrégulier des organes génitaux, soit que les ovaires soient comme l'utérus, demeurés au *stade pubescent*, soit au contraire que, l'utérus étant demeuré en arrière, les ovaires soient arrivés avant lui à l'état adulte. Il y a alors une irrégularité inévitable dans le jeu de la menstruation, par la difficulté de l'ovulation, ou par la disproportion qui existe entre l'intensité des phénomènes congestifs du côté de l'ovaire pendant la ponte et l'état précaire de la congestion, concommitante toute du côté de l'utérus : de là une exagération anormale de l'éréthisme ovarien et les douleurs de la dysménorrhée (1).

Les maladies des annexes constituent également une cause également très fréquente de dysménorrhée.

Ce sont d'abord les inflammations chroniques des annexes, les salpingo-ovarites, les hydro-salpinx, les hémato-salpinx. Ce sont ensuite des résidus parfois peu étendus de lésions anciennes, des adhérences inflammatoires qui unissent les annexes aux organes voisins et aux parois du petit bassin. Ces brides, ces fausses membranes peuvent comprimer les annexes, les luxer dans une fausse position. Les ovaires comprimés deviennent scléreux, les trompes s'oblitèrent. Toutes ces causes peuvent occasionner de la dysménorrhée.

Le varicocèle tubo-ovarien décrit par Richet et Devalz et plus récemment par Dudley s'accompagne fréquemment d'atrophie de l'ovaire et d'ovarite chronique. Comme tel il devient lui aussi une cause de dysménorrhée.

1. Pozzi. *Traité de gynécologie*, 1892.

b) Origine utérine. — Dans les causes de cet ordre nous rangerons tout d'abord le développement insuffisant de l'utérus qui ne répond pas d'une manière normale à l'excitation partie de l'ovaire.

Mais le principal facteur est ici la gêne mécanique à l'expulsion du sang. Aussi son étude mérite-t-elle toute notre attention.

L'obstruction, origine des accidents, peut être d'origine soit α) *extrinsèque* ; soit β) *pariétale* ; soit γ) *cavitaire.*

α) *Extrinsèque* — Les causes d'obstruction de ce genre sont assez rares. Il faut une volumineuse tumeur enclavée dans le petit bassin (kyste de l'ovaire ou fibrome) et comprimant violemment l'utérus. Les inflammations chroniques du petit bassin et des annexes peuvent agir par un autre mécanisme, en déterminant la formation de brides et d'adhérences, qui immobiliseront l'utérus dans une position vicieuse déterminant ainsi une diminution du calibre de sa cavité. Mais nous rentrons alors dans l'étude des déviations que nous étudierons dans le paragraphe suivant :

β) *Pariétale.* — Parmi les causes d'obstruction d'origine pariétale, nous trouvons d'abord les causes qui tiennent aux modifications de la direction de l'utérus et surtout au changement de position du corps par rapport au col.

Lorsque l'utérus est simplement incurvé en avant ou en arrière, on conçoit que le diamètre du conduit cervical soit peu modifié ; mais lorsqu'il existe une véritable flexion à angle aigu du corps sur le col, il se produit au point même où s'infléchit l'axe de l'organe, c'est-à-dire au voisinage de l'orifice interne, une disparition presque complète de la lumière de son canal, par un mécanisme analogue à celui qu'on observe dans la flexion brusque d'un tube de caoutchouc.

On conçoit facilement, dès lors, l'obstacle apporté à l'écoulement du flux menstruel et l'apparition des phénomènes douloureux dus à la rétention des règles. « Le « sang, dit Schœder, est répandu dans la cavité utérine, « mais est empêché de s'en écouler librement en raison « de la flexion de la région cervicale, si bien que les « contractions répétées de l'appareil musculaire de la « matrice sont nécessaires pour lui faire franchir ce « passage rétréci ».

Les différentes déviations de l'utérus pourront opposer une certaine difficulté à l'écoulement du sang menstruel, mais ce sont surtout les flexions et en particulier l'antéflexion que l'on aura à incriminer le plus souvent.

Cette antéflexion peut être congénitale ou acquise.

L'antéflexion congénitale coexiste souvent avec l'hypoplasie de tous les organes génitaux et l'étroitesse du bassin. Cette antéflexion est moins à vrai dire un déplacement de l'organe qu'une difformité. C'est la persistance d'un type qui semble être normal chez le fœtus. A ce moment, grâce à la taille disproportionnée du col par rapport au corps et grâce aussi à la pression que subit l'organe dans le petit bassin, le corps se recourbe en avant juste au dessus de l'orifice interne. Quand l'enfant se développe dans les années qui précèdent la puberté, l'accroissement des dimensions du petit bassin permet d'ordinaire un certain redressement de l'organe qui perd la courbure exagérée qu'il possédait chez le fœtus pour ne garder qu'une antéflexion modérée. Si cependant, il y a arrêt de développement du corps sous l'influence de causes diverses, la matrice participe à cet arrêt de développement du corps sous l'influence de causes diverses, le type fœtal, c'est-à-dire l'antéflexion peut persister. D'autre part, au moment de la puberté, la croissance de l'utérus peut se faire irrégulièrement, la paroi antérieure peut être en retrait sur la paroi postérieure, c'est encore une explication de la production de cette antéflexion congénitale. Cette antéflexion pourra d'ailleurs coïncider avec un état infantile du col qui sera habituellement long et conique, ou même *tapiroïde*, en museau de tapir avec l'orifice externe très étroit. D'autres fois on constatera même l'atrophie de la lèvre antérieure et une atrophie de la paroi correspondante.

La courbure du corps sur le col peut être très appréciable au toucher vaginal. L'angle que fait le corps avec le col est parfois si aigu que le doigt s'enfonce dans une rainure dans laquelle sa face palmaire est en contact avec le corps, tandis que la face unguéale est en contact avec le col. Outre cette flexion on constate fréquemment l'atrophie de l'utérus dans toutes ses dimensions.

Dans les cas de ce genre il est deux faits constants d'après Davenport (de Boston, *loc. cit.*). Le premier fait est l'étroitesse de l'orifice interne, le deuxième la sensibilité plus vive qu'à l'état normal, provoquée par le passage d'une sonde au niveau de cet orifice interne.

Davenport emploie pour déterminer le degré d'étroitesse du canal au niveau de l'orifice interne un jeu de sondes de différents calibres.

Après avoir déterminé la courbure de l'utérus on passe des sondes de calibre croissant jusqu'à ce qu'on rencontre un obstacle. Une petite pression ferme suffit ordinairement à vaincre cet obstacle. Si les tissus sont de consistance normale, la sonde passera sous l'influence d'une pression modérée, sans aucun ressaut. Si au contraire le tissu utérin est plus résistant au niveau de l'orifice interne la résistance sera plus grande, et la sonde en passant subira un ressaut.

Au voisinage immédiat de cet orifice interne le plus léger contact de la sonde la plus fine produira une sensation douloureuse. Dès que l'instrument atteint la position rétrécie qui correspond au point de flexion, la patiente donne les signes d'une douleur vive qui peut s'accompagner de nausées et de défaillances.

Quant à *l'antéflexion acquise* elle peut se montrer au moment de la puberté, sous l'influence de fatigues excessives, de métrite virginale, parfois à la suite d'un effort ou d'une chute. Chez la femme adulte elle peut être due à la métrite puerpérale qui produit cependant plutôt la rétroflexion. Le plus souvent elle serait due à la périsalpingite pour Pozzi.

A côté des déviations et des flexions une des causes de dysménorrhée qui présentent le plus d'intérêt parmi les causes d'obstruction d'origine pariétale est la *sténose du col de l'utérus* qui est souvent associée à la flexion de l'organe. C'est une cause fréquente de dysménorrhée et nous l'étudierons en détail.

L'étroitesse anormale des orifices du col de l'utérus peut se rencontrer à l'orifice externe et à l'orifice interne, aux deux ensemble ou à l'un des deux en particulier, ou bien encore au canal cervical tout entier.

Ce rétrécissement peut être *congénital*, ce qui est la règle, ou bien acquis, dans des cas tout particuliers, ce qui est relativement assez rare, il provient alors souvent d'un curettage, soit que l'opérateur ait curetté à outrance, soit qu'il n'ait pas fait d'injections intra-utérines pendant les dix premiers jours qui ont suivi son intervention, soit qu'il n'ait pas bourré la cavité utérine, de gaze iodorformée, s'il n'est pas partisan, à tort selon nous, des injections intra-utérines post-opératoires.

Sténose de l'orifice externe. — L'étroitesse de l'orifice externe varie depuis les dernières limites de l'orifice normal, de 2 à 4 millimètres jusqu'à l'orifice capillaire et dans certains cas rares, mais qui existent, jusqu'à l'invisibilité à l'œil nu.

Au-dessous de 2 millimètres (Pajot), de 4 millimètres (Peaslee) l'orifice externe peut être considéré comme étroit.

Chez la nullipare, il est arrondi ou faiblement ovalaire, mais la dépression peut manquer, et alors l'orifice est simplement un trou fait comme à l'emporte-pièce.

L'orifice peut être situé ou bien au sommet d'un cône arrondi et sans dépression, ou bien sur l'extrémité saillante d'un col très conique et effilé en pointe (col en toupie) ; ou bien encore il n'occupe pas le centre du museau de tanche, et se trouve relégué sur l'un des côtés, et parfois à une commissure de deux minces reliefs accolés ensemble, un peu plus pâles que le reste de la muqueuse.

Il existe d'autres variétés d'orifices étroits, auxquels on a donné des noms particuliers, ce sont :

Le col en éteignoir, le col en toupie, le col en trompe d'éléphant, le col en porte-manteau, le col tapiroïde étudié surtout par Grœf.

Quant à la forme et à la position des orifices sténosés pathologiquement, ils peuvent revêtir les aspects les plus divers, suivant qu'il s'agit d'une étroitesse due à une cautérisation superficielle (nitrate d'argent, chlorure de zinc, nitrate acide de mercure, acides divers) ; à une cautérisation plus profonde par ces mêmes agents laissés en place, par le thermo ou le galvano-cautère ; à une cautérisation intra-utérine (potasse caustique et surtout chlorure de zinc en crayons). Les scarifications profondes peuvent produire du tissu cicatriciel. De nombreuses opérations se cicatrisant par bourgeonnement ou seulement par seconde intention produisent le même résultat. Le nombre des orifices, sténosés ou même complètement obturés à la suite d'opérations de Schrœder mal réparées, est considérable, ainsi qu'à la suite de curettages intempestifs et maladroits (1).

Des affections pathologiques produisent aussi le même résultat (chancres indurés ou mous, syphilides secondaires, ulcérations de la muqueuse en ectropion). On peut

1. Cette opération étant d'une simplicité extrême et de peu de gravité est devenue le cheval de bataille de pseudo-chirurgiens et de gynécologistes d'occasion, qui la pratiquent à tout propos et hors de propos et qui seraient absolument incapables de mener à bonne fin une opération chirurgicale de quelque importance.

l'observer à la suite de sphacèle d'une partie du col dû à l'enclavement de la tête dans le détroit supérieur pendant un travail trop prolongé.

Sauf les cas rares où le pertuis est capillaire et ne se trouve pas au centre du col, le diagnostic d'une étroitesse de l'orifice externe ne présente pas de difficulté.

Sténose de l'orifice interne. — Quant à la sténose de l'orifice interne on ne peut le diagnostiquer tout d'abord ; tout au plus peut-on la soupçonner, il faut employer le catéthérisme pour assurer le diagnostic.

Pour Peaslee, si l'orifice interne admet une sonde de 4 millimètres de diamètre, la sténose peut être relative, mais non absolue. Si la sonde de trois millimètres ne passe pas, il y a sténose ou flexion.

La sténose de l'orifice interne peut coexister avec celle de l'orifice externe.

Pour Pozzi, elle est le résultat d'un développement incomplet, avec ou sans antéflexion congénitale.

Pour Lawson-Tait elle n'existerait pas ; elle serait purement spasmodique et cesserait après la suppression de la sténose de l'orifice externe.

Quant aux sténoses acquises des l'orifice interne elles sont beaucoup plus rares que celles de l'orifice externe.

Comme on ne passe pas facilement de sonde à ce niveau il ne faut pas se hâter de conclure à la sténose de l'orifice interne. On modifiera auparavant la courbure du catéther, selon la direction présumée de la cavité utérine, on en abaissera convenablement le manche vers la fourchette, on fixera au besoin ou on attirera la lèvre postérieure du col, s'il s'agit d'une antéflexion, la lèvre antérieure, s'il s'agit d'une déviation en arrière. Ce n'est qu'après une série de tâtonnements prudents qu'on arrivera au diagnostic (1).

Sténose du conduit lui-même. — Elle est rare et d'ailleurs son étude appartient le plus souvent à celle des orifices.

Formes du col accompagnant ordinairement la sténose du canal. — On observe fréquemment la portion intra-vaginale du col inégalement développée. La partie postérieure peut avoir 4 à 5 centimètres de long tandis que la partie antérieure n'a qu'un centimètre à peine. La dureté fibreuse et cartilagineuse est notée dans presque tous les cas. La forme sans contredit la plus fréquente est celle dénommée du col conique. En même temps l'utérus est souvent infantile ou peu développé.

A côté des sténoses vraies, il faut dire un mot des *fausses sténoses*. Ce sont des sténoses vraies à un point de vue de physiologie pathologique, mais fausses au point de vue anatomique.

Dans certains cas par exemple, il y a induration des deux lèvres du col ; elles s'appliquent l'une contre l'autre et s'accolent muqueuse à muqueuse sur un plan direct ou incurvé. Un cathéter pénétrera facilement dans ces cas jusque dans le col, mais les liquides ne sauraient passer.

Dans d'autres cas, on a affaire à une petite tumeur

1. Il faut être très avare d'explorations intra-utérines et ne jamais introduire d'instruments, sans avoir au préalable, quelques jours auparavant, constaté l'existence de visu des règles chez les femmes réglées.

sous-muqueuse, un petit fibrôme, un œuf de Naboth, un petit kyste folliculaire.

Les sténoses par vice de position de l'utérus rentrent aussi dans cette classe.

Les rétrécissements congénitaux reconnaissent pour cause, d'après Nagel, soit un développement trop rapide des organes génitaux, soit une ulcération après la naissance.

Les rétrécissements acquis sont dus à la production de tissu cicatriciel à tendances rétractiles.

A côté de ces importantes causes de dysménorrhée il faut encore noter dans certains cas l'hypertrophie du museau de tanche et surtout les tumeurs qui peuvent se développer dans l'épaisseur du col (fibro-myomes, cancer). Ces tumeurs occasionnent fréquemment la dysménorrhée.

γ) *Cavitaire.*— Des tumeurs peuvent occuper la cavité utérine et oblitérer le canal cervical (myome pédiculé, myome sphacélé, végétations cancéreuses, polypes muqueux). Les cas de dysménorrhée consécutive à une telle oblitération du canal cervical ne sont pas très fréquents.

Il en est tout autrement des endométrites qu'il nous reste à étudier sommairement.

Dans la métrite aiguë la muqueuse molle et épaissie peut oblitérer plus ou moins la cavité utérine. Cliniquement la dysménorrhée membraneuse est une métrite chronique, mais au point de vue anatomique, elle rentre dans le cadre de la métrite aiguë.

Dans les métrites chroniques il y a hypertrophie du tissu conjonctif de l'organe. Une première période d'infiltration correspondrait à une congestion active ou passive de l'organe, une seconde période porte le nom de période d'induration. La muqueuse chroniquement enflammée se trouve boursouflée, molle, pulpeuse. A sa surface on observe des sortes de villosités, des fongosités, des végétations. Ces végétations parfois considérables, peuvent devenir de véritables polypes sessiles ou pédiculés. On trouve également de petits kystes d'origine glandulaire. Le col peut subir une hypertrophie folliculaire, présenter des kystes folliculaires et des polypes muqueux.

Ces diverses productions peuvent devenir des causes d'obstruction cavitaire. Il en est de même de la muqueuse gonflée et congestionnée.

Pathogénie. — Au point de vue de la pathogénie nous passerons successivement en revue les différentes formes : névralgique, congestive, inflammatoire et mécanique.

1° La dysménorrhée névralgique n'est autre chose que l'expression d'un simple trouble nerveux lié à un mauvais état général tel que la chloro-anémie ou à une névrose telle que l'hystérie, souvent à leur association.

2° La dysménorrhée congestive semble due à un trouble circulatoire produisant une congestion exagérée au niveau de l'appareil génital. Ce trouble circulatoire peut être provoqué par un refroidissement, une émotion, une maladie telle que la goutte ou le rhumatisme, l'impaludisme. L'onanisme, l'excès de coït ou au contraire la continence prolongée peuvent déterminer des troubles de ce genre.

3° La dysménorrhée inflammatoire est une menstruation qui devient douloureuse parce qu'elle s'accomplit au niveau d'un organe altéré par l'inflammation. La congestion cataméniale s'ajoute à la congestion physiologique. Il en résulte une tension vasculaire anormale qui déterminerait d'après Fritsch la compression des extrémités nerveuses. A côté de cette théorie se place celle de Hart et Babour qui croient au contraire que la muqueuse enflammée étant moins apte à se prêter au mouvement fluxionnaire faute de souplesse, occasionne de la sorte les phénomènes douloureux.

Cette théorie est applicable aux métrites et aux salpingites.

4° Dysménorrhée mécanique ou obstructive.

Cette dysménorrhée peut être d'origine ovarienne ou utérine.

α. D'origine ovarienne. — La congestion menstruelle trouve des organes mal préparés, il en résulte une difficulté dans la rupture de l'ovisac. Dans d'autres cas les ovaires et les trompes sont déplacés et tiraillés par des brides fibreuses. Barnes a insisté à ce sujet sur une variété de dysménorrhée d'origine tubaire due à l'oblitération des trompes.

β. Utérine. — C'est la plus fréquente, c'est ici que la théorie mécanique peut être entièrement appliquée. Vu le grand nombre de cette catégorie de faits on voit qu'elle peut déjà s'appliquer à la plus grande quantité de cas.

D'autre part certaines des formes précédentes peuvent être ramenées à cette forme mécanique. La dysménorrhée inflammatoire dans certains cas pourrait bien en effet être due à un gonflement exagéré de la muqueuse enflammée. Dans d'autres cas on pourrait invoquer la formation d'un bouchon muqueux.

La forme congestive elle-même peut jusqu'à un certain point reconnaître une origine mécanique car là encore il y a tuméfaction exagérée de la muqueuse.

Sans aller jusqu'à voir dans la forme névralgique un simple spasme du sphincter de l'orifice interne comme l'ont prétendu Bernutz, Courty, Bennet, etc., nous voyons que la forme de dysménorrhée d'origine mécanique est la plus fréquente. Elle est aussi la plus intéressante au point de vue du traitement chirurgical et c'est elle que nous aurons surtout en vue dans ce dernier chapitre.

Pour appuyer cette opinion nous allons terminer ce chapitre en donnant la statistique de Sims (*Lancet*, tome I, p. 224 et suiv. *Uterine surgery*, London).

Sims note sur 250 femmes mariées, 129 femmes ayant une menstruation accompagnée de douleurs anormales.

Sur ces 129 cas, 100 femmes accusaient une menstruation simplement douloureuse, 29 une menstruation extrêmement douloureuse.

Sur les 100 qui avaient une menstruation simplement douloureuse, 58 avaient l'utérus en antéversion; 17 présentaient des tumeurs fibreuses de la paroi antérieure de l'utérus; 25 avaient l'utérus en rétroversion et sur ces dernières 7 avaient des tumeurs fibreuses de la paroi postérieure de l'utérus; 17 avaient l'utérus en position normale, l'une d'elles enfin avait une tumeur du fond de la matrice.

Sur 100 cas de menstruation douloureuse, l'orifice du col était normal 6 fois seulement, exagérément étroit 90 fois et 4 fois anormal d'une façon ou d'une autre. Dans les 29 cas de menstruation excessivement douloureuse, l'orifice ne s'est pas présenté une seule fois à l'état normal ; 26 fois il était trop étroit et 5 fois irrégulier ou difforme.

On le voit, dans cette statistique, la dysménorrhée a presque toujours reconnu une cause mécanique et parmi cet ordre de faits la sténose du canal cervical entre pour une part très notable.

Toutefois il ne faudrait pas associer entièrement la sténose du canal cervical et la dysménorrhée. La sténose même prononcée du canal cervical peut en effet, dans certains cas, ne pas s'accompagner de troubles menstruels.

Les déchirures du périnée sont souvent une cause de dysménorrhée par l'abaissement de la matrice qu'elles occasionnent, et le tiraillement des ligaments utérins, quelles soient ou non accompagnées de métrite ou de lésions des annexes. Nous avons observé de minimes ruptures périnéales, à peine appréciables occasionner des crises dysménorrhéïques simulant la variété nerveuse (les organes sexuels étant intacts) et ayant influé à un tel point sur le caractère de la femme que de savants praticiens avaient diagnostiqué une névrose. Nous avons opéré un cas de ce genre à l'hôpital de Vernon avec l'aide de nos distingués confrères Stüder et de Vignevieille ; la restauration du périnée a amené la cessation complète des troubles nerveux et dysménorrhéïques. La guérison se maintient depuis neuf mois (1).

1. Nous avons observé depuis plusieurs années une dizaine de faits semblables dans notre clientèle et qui ont été guéris par la périnéorrhapie quelle que fût l'importance des déchirures.

Pronostic. — Le pronostic varie essentiellement avec la cause de la dysménorrhée.

Bénin au point de vue de l'existence dans les dysménorrhées d'origine nerveuse il est sérieux au point de vue des récidives perpétuelles auxquelles sont exposées ces malades.

Grave au contraire si la dysménorrhée est due à l'oblitération du col par une tumeur maligne ; il est subordonné à la marche variable des affections inflammatoires des annexes et de l'utérus (salpingites et métrites). Le traitement chirugical entrera pour une grande part dans les chances de guérison dans ces derniers cas.

Enfin s'il s'agit d'une simple sténose du col il est aussi entièrement subordonné au traitement chirurgical.

Au point de vue du pronostic il importe également de parler de la relation évidente qui existe entre la dysménorrhée et la stérilité. Il résulte d'une statistique de Sims que sur 250 femmes stériles, 129 d'entre elles souffraient de douleurs dysménorrhéiques.

Mais sans doute faut-il voir la cause de cette stérilité bien plus dans les affections génitales, causes de la dysménorrhée, que dans la dysménorrhée elle-même.

D'ailleurs il faut distinguer entre la stérilité absolue et la stérilité relative résultant d'avortements répétés.

Ajoutons enfin que si la grossesse développée chez une femme dysménorrhéique peut avoir une influence favorable, plus nombreux peut-être sont les cas où elle ne modifie en rien l'évolution des accidents, si même elle ne vient pas aggraver les lésions préexistantes.

Complications. — Nous n'avons pas à envisager ici les

complications dues aux maladies causales des dysménorrhées, et la dysménorrhée proprement dite s'accompagne rarement de complications ayant quelque gravité.

Les troubles réflexes du côté de l'anus, de la vessie, les névralgies irradiées que l'on observe pendant la crise sont plutôt des symptômes que des complications.

Seules les métrorrhagies souvent considérables qui surviennent au cours de certaines crises présentent parfois quelque gravité.

Les attaques hystériformes, les tendances syncopales que l'on observe au cours de certaines crises n'ont en général que peu de gravité, et nécessitent qu'exceptionnellement il est vrai l'oophorectomie.

Cependant on a noté au cours des crises des accidents graves tels que l'hémorrhagie pulmonaire, l'apoplexie cérébrale et aussi l'hématocèle péri-utérine.

CHAPITRE IV

Diagnostic.

Il n'y aura pas en général de difficulté à porter le diagnostic positif de dysménorrhée.

Le diagnostic différentiel se fera également facilement dans la plupart des cas.

On distinguera sans peine les névralgies lombo-abdominales qui peuvent être exaspérées au moment des règles. On se basera pour faire ce diagnostic sur la coexistence d'autres névralgies, sur l'existence de points douloureux spéciaux à la névralgie lombo-abdominale, sur la persistance des douleurs en dehors des règles. Toutefois il faut se souvenir que la dysménorrhée et en particulier la forme nerveuse peut coexister avec cette névralgie.

Un avortement de quelques semaines survenant à l'époque habituelle des règles, constitue la principale cause d'erreur.

On peut supposer qu'il y a eu avortement, s'il y a eu retard dans l'apparition des règles et si l'hémorrhagie a été plus abondante que de coutume. On aura la certitude si l'on retrouve l'œuf au milieu des caillots.

Ce qui est le plus important c'est de porter le diagnostic de cause de la dysménorrhée.

A-t-on affaire à une jeune fille qui en est à ses premières règles, on devra rechercher surtout du côté de l'état général, et se demander si l'on n'est pas en présence d'un cas de chloro-anémie ou d'hystérie. Si l'on ne trouve rien de ce côté, il faudra examiner s'il ne s'agit point d'une anomalie génitale ou d'un arrêt de développement. Pour cela on examinera avec soin le développement général du sujet. Enfin on se rappellera en dernier ressort qu'on peut avoir affaire à un vice de conformation, à une antéflexion, à une aplasie ou une sténose congénitale du col.

A-t-on affaire au contraire à une femme normalement réglée depuis longtemps, on devra examiner au préalable si cette crise dysménorrhéique est accidentelle ou habituelle.

La crise est-elle accidentelle, une émotion, un simple refroidissement peuvent fort bien l'avoir occasionnée.

Est-elle au contraire habituelle, il importera d'examiner avec soin l'état général, les antécédents nerveux et de terminer par l'étude des affections locales possibles. La palpation abdominale isolée ou combinée au toucher vaginal, l'examen au spéculum rendront compte des anomalies et des phénomènes morbides que pourraient présenter les organes génitaux internes.

Si cet examen local est négatif, si la femme ne présente rien de particulier dans son passé génital, on aura probablement affaire à une affection d'origine locale.

Dans ce cas les douleurs présenteront généralement ce caractère, de revenir régulièrement à chaque époque menstruelle : de plus elles persisteront le plus souvent dans l'intervalle des règles.

Si cet examen local décèle une lésion de l'appareil génital, on devra essayer de le compléter en déterminant ce qui revient aux annexes et ce qui revient à l'utérus dans la production des phénomènes morbides. On achèvera enfin ce diagnostic en posant les indications au point de vue opératoire s'il y a lieu d'intervenir.

Mais on devra encore étudier ces symptômes à un autre point de vue. On devra les étudier au point de vue de leur succession et de leur groupement. On devra en un mot étudier la marche des symptômes et la forme clinique de la maladie.

On se trouvera en présence de trois ordres de faits.

Dans un premier groupe les symptômes nerveux prédomineront.

Plusieurs jours avant les règles surviennent un changement de caractère, une céphalalgie plus ou moins accentuée, des palpitations, des tendances syncopales, parfois des crises hystériformes, souvent des névralgies plus ou moins violentes et à siège variable. La région ovarienne est douloureuse à la pression.

Ces accidents ressortissent plutôt de la forme nerveuse de la dysménorrhée.

Il faudra songer surtout à l'hystérie, à la chloro-anémie, à un rein flottant.

Dans un second ordre de fait ce sont surtout les symptômes congestifs qui dominent. Les malades accusent plusieurs jours avant les règles une sensation de plénitude à l'hypogastre. Des coliques d'intensité variable sont bientôt accompagnées de prurit vulvaire, de ténesme rectal et vésical. La vulve et le museau de tanche sont turgescents, violacés. L'apparition du flux cataménial calme tout cet orage.

Ces symptômes devront attirer l'attention du côté de l'utérus et des annexes. Il faudra songer également à une poussée de rhumatisme ou de goutte, quelquefois au paludisme dans les pays où règne la malaria.

Enfin dans un troisième groupe de faits il y a simultanéité des phénomènes douloureux et du flux sanguin. Les douleurs expultrices caractérisent cette forme qui correspond à un obstacle mécanique dont on devra rechercher les causes.

CHAPITRE V

Traitement

Le traitement de la dysménorrhée comporte dans ses grandes lignes, deux sortes d'indications. Il doit tout d'abord, au moment de la crise, s'adresser aux symptômes qui dominent à cet instant le tableau clinique.

Puis la crise une fois passée il doit s'attacher à en prévenir le retour, en s'attaquant à la cause même de la dysménorrhée, et c'est là le seul traitement qui nous intéresse ici :

Du traitement symptomatique nous ne dirons que quelques mots. Il est en effet moins spécial au syndrôme dysménorrhée qu'au symptôme douleur.

Le bromure de potassium, le chloral, le valérianate d'ammoniaque, le galbanum, l'assa fœtida, le musc, la teinture de cannabis indica, la belladone et la jusquiame peuvent être également employés. Les inhalations d'éther, les injections hypodermiques d'antipyrine, de morphine seront réservées aux crises très intenses. On a vanté l'oxalate de cérium. Wylie préconise hautement l'électricité ; il place le pôle positif dans l'intérieur du col utérin. Les lavements à la valériane, au laudanum trouvent également leur indication.

Nous abordons maintenant l'étude du *traitement causal* qui trouve ses indications dans l'intervalle des époques menstruelles.

Quand on aura établi le diagnostic de la forme clinique d'une manière bien exacte, on se basera sur les données suivantes pour établir le traitement.

Se trouve-t-on en présence d'une dysménorrhée névropathique ou idiopathique, on emploira les anti-spasmodiques contre l'élément nerveux : le bromure de potassium, la valériane, le castoréum, l'assa fœtida, l'hydrothérapie, la suggestion sous toutes ses formes.

Contre les contractions spasmodiques du col on a vanté les injections hypodermiques de sulfate d'atropine à la dose de V à X gouttes d'une solution au 100e.

Si la malade présente de la chloro-anémie on fera usage des préparations martiales, du manganèse, de l'arsenic; on s'efforcera de combattre l'atonie génitale par la teinture d'iode à l'intérieur on en badigeonnage sur le col.

Les symptômes congestifs semblent-ils prédominer? On pourra prescrire des scarifications sur le col, des révulsifs, l'application de sangsues à la face interne des genoux. On ne cherchera à modérer l'hémorrhagie que si elle devient sérieuse et donne quelque inquiétude.

Si le développement des organes génitaux paraît insuffisant ou si l'on constate de l'atonie de l'utérus et des ovaires on pourra employer l'électricité galvanique. On pourra pratiquer des séances quotidiennes de dix minutes avec le pôle négatif sur l'hypogastre et le pôle positif dans la région lombaire ou dans le col.

Dans ces cas d'ailleurs le mariage doit être souvent préconisé, il favorise le développement des organes génitaux qui semblent manquer d'une vitalité suffisante. Chez certaines femmes, c'est en amenant la fécondation suivie de l'évolution normale d'une grossesse terminée par un accouchement à terme que l'acte conjugal manifeste ses bons résultats.

La guérison dans ce cas dépend tantôt d'une modification vitale imprimée par la gestation à la santé générale, tantôt d'une action directe exercée sur l'état anatomique des organes génitaux, et en particulier de l'utérus, soit pendant la grossesse, soit pendant le travail de l'accouchement.

A la suite du travail d'involution *post partum* une flexion utérine peut disparaître, ou se trouver modifiée, de même une sténose du canal cervical peut être détruite d'une manière définitive.

Mais il faudra se garder de conseiller le mariage si ce sont des affections inflammatoires des annexes qui sont le point de départ des crises dysménorrhéiques, (ovarite, salpingite, pelvi-péritonite) qui ne ferait qu'aggraver l'état déjà précaire des malades.

Si la dysménorrhée est d'origine inflammatoire et a son siège au niveau des annexes le traitement chirurgical doit être discuté. Si les lésions ne sont pas très accentuées, le repos prolongé dans le décubitus dorsal avec douches antiseptiques vaginales chaudes pourra amener une amélioration notable et faire différer une intervention sanglante. Si l'on a affaire à des lésions plus graves, à des poches salpingiennes remplies de pus, de sang, de sérosité, on devra tenter l'extraction des annexes malades, et le plus souvent on enlèvera en même temps l'utérus. Cette hystérectomie pourra se faire soit par voie vaginale, soit par voie abdominale, mais surtout par la voie vaginale qui présente moins de dangers.

Si l'on a affaire à des résidus d'anciennes inflammations péri-salpingiennes, fausses membranes, adhérences, etc. ; donnant lieu à des phénomènes douloureux complexes par la compression qu'ils exercent sur l'ovaire et la trompe, par les déviations de l'utérus qu'ils entretiennent on pourra employer le massage, pour favoriser la résorption des produits plastiques ; nous devons toutefois dire qu'en clientèle, ce mode de traitement est très délicat, sans qu'il nous soit besoin d'insister autrement (1).

Mais il est une autre catégorie de cas qui peuvent se présenter. L'ovaire a conservé son volume normal, quoique très douloureux à la pression, il est le point de départ de douleurs atroces et la malade présente des troubles nerveux graves.

Battey, le premier, en Amérique, a conseillé de pratiquer dans quelques-uns de ces cas la castration ou ovariotomie normale. Son exemple a été suivi par d'autres chirurgiens, Hégar en Allemagne, Lawson-Tait en Angleterre. Lawson-Tait a obtenu des résultats encourageants dans des cas d'épilepsie menstruelle et aussi dans des cas d'hystérie et d'hystéro-épilepsie, avec exacerbation nota-

1. Dans ces cas on se trouvera bien soit de faire prendre des bains salés aux malades soit de les envoyer quand faire se pourra aux eaux chlorurées sodiques de Besançon, Salies de Béarn, de Biarritz ou à des stations similaires.

ble au moment des règles et lésion présumée ou constatée des ovaires.

Toutefois si la castration a donné dans ces cas quelque succès, elle a causé aussi de nombreuses déceptions et souvent l'amélioration fut seulement temporaire. Une castration simulée produit d'ailleurs des effets excellents, ce qui prouve le grand rôle de la suggestion dans les guérisons de ce genre.

Cette opération devra donc être très rarement exécutée et réservée à des cas tout à fait spéciaux.

Elle n'est justifiée que dans trois circonstances :

1° Douleurs atroces ou troubles nerveux graves, à l'exclusion des psychoses que l'opération ne calme jamais, mais aggrave quelquefois ;

2° Point de départ nettement ovarien des accidents ;

3° Insuccès de toutes les autres méthodes de traitement sérieusement essayées, y compris la suggestion, sous toutes ses formes.

On peut y ajouter enfin :

4° Ménopause éloignée.

L'hystérectomie ou castration utérine que Péan a préconisée dans ces cas serait plus efficace que l'oophorectomie. Mais cela n'est pas toutefois confirmé.

Reste maintenant à étudier le traitement des dysménorrhées d'origine mécanique.

Que la cause de la dysménorrhée soit d'origine extra-utérine, pariétale ou intra-cavitaire nous nous trouvons en présence de trois indications principales :

I. — Traiter la métrite, cause ou conséquence de la dysménorrhée.

II. — Dilater la cavité utérine et particulièrement le canal cervical.

III. — Redresser l'utérus et maintenir le redressement.

Telle est la thérapeutique que l'on aura à appliquer simultanément dans un grand nombre de cas car métrites, vices de positions, sténoses s'associent plus ou moins dans la plupart des cas.

Nous éliminons dans l'étude de ce traitement la recherche des moyens propres à supprimer les diverses tumeurs qui peuvent être une cause de dysménorrhée. Leur ablation devra être tentée toutes les fois qu'elle sera possible, mais ceci ne rentre pas dans notre sujet.

Nous passerons rapidement sur le traitement des métrites pour nous étendre seulement sur les deux autres points.

Les injections très chaudes d'eau bouillie ou de solutions antiseptiques intra-vaginales, les larges irrigations intra-utérines faiblement antiseptiques, le drainage et le tamponnement, les cautérisations intra-utérines, l'écouvillonnage, et le curettage à la rigueur pourront être employés suivant les cas. On pourra y joindre quelquefois le traitement par l'électricité et le massage.

Il nous reste à étudier en détail les deux autres indications thérapeutiques de la dysménorrhée : le redressement et la dilatation.

Le traitement des sténoses du col comprend deux points principaux : 1° Dilatation du canal ; 2° Maintien de cette dilatation.

Cette dilatation peut être sanglante ou non sanglante.

1. — *Dilatation non sanglante.* — Elle comprend

elle-même deux modes de dilatation : la dilatation rapide et forcée, et la dilatation lente.

a) *Dilatation rapide.* — Elle comprend plusieurs procédés que nous allons passer en revue.

Pajot faisait la dilatation rapide sans chloroforme, mais en plusieurs séances, à l'aide d'un dilatateur à branches parallèles. Il cherchait à dilater en produisant une fente transversale analogue à l'orifice des cols de multipares. Il avait surtout en vue la guérison de la stérilité.

Ducke fait la dilatation forcée sous chloroforme, et pour la maintenir place un pessaire métallique qu'il laisse in situ trois mois environ. Au bout de ce temps le canal reste perméable.

Gibbe fait la dilatation forcée sous chloroforme et fait en même temps un curettage. Dans d'autres cas toutefois il dilate lentement au moyen de sondes graduées.

Les deux orifices interne ou externe doivent être dilatés dans le traitement de la dysménorrhée.

Les résultats de ces procédés ne sont pas entièrement satisfaisants. En effet la dilatation définitive ne persiste pas au même degré ; toutefois l'orifice reste constamment plus large qu'il ne l'était auparavant. Cependant, il ne faut pas oublier que la dilatation forcée est une intervention quelque peu brutale et qui peut amener des accidents (ruptures utérines).

Il faut avoir à l'esprit que l'indication n'est pas tant de rétablir tout-à-fait la lumière des orifices ou du canal cervico-utérin que de les rendre perméables de façon à permettre l'écoulement menstruel.

b) *Dilatation progressive.* — Cleveland la pratique au moyen de mèches de gaze iodoformée.

Goff emploie des dilatateurs auxquels il adjoint au besoin le curettage et la gaze iodoformée.

Dirner (de Budapest) préfère les laminaires aux sondes métalliques. Les laminaires d'après lui forceraient plus facilement la résistance des fibres musculaires et faciliteraient la sécrétion des glandes.

Samuel Peters se sert des sondes métalliques de Peaslee. Il pratique toujours et seulement la dilatation pendant la seconde et la troisième semaine après la menstruation.

De même Chadwic (de Boston).

Pozzi se sert volontiers dans les sténoses peu accusées de la dilatation progressive à l'aide des bougies de Hégar. Mais il provoque antérieurement le ramollissement du col avec des laminaires et combine au besoin la dilatation à de petits débridements pratiqués à l'aide d'un bistouri boutonné sur le pourtour de l'orifice du museau de tanche pour préparer le passage de la laminaire.

2. — *Dilatation sanglante.* — *Opération de Fristch* (*de Breslau*). — Cet auteur pratique l'incision cruciale de l'orifice externe, enlève aux ciseaux les quatre lambeaux triangulaires circonscrits par les incisions et remplit de gaze iodoformée la petite plaie en entonnoir qu'il a ainsi obtenue.

Noll a traité cinq femmes par ce procédé puis a dilaté le col au moyen de bougies de Hégar.

Munde pratique deux petites incisions latérales ou deux incisions cruciales. Aussitôt les fibres circulaires de l'orifice sectionnées, le col se rétracte, devient plus large. Il introduit alors un dilatateur à branches, puis cautérise la muqueuse à la teinture d'iode et introduit dans le col un tampon d'ouate enduit de vaseline.

Division du canal cervical. — Opération de Simpson, discission bilatérale. — Cette discission se faisait au moyen du métrotome qu'il introduisait au-delà de l'orifice interne.

Greenhaly donne deux lames latérales à l'instrument de Simpson.

Opération de Borrissowicz. — C'est la dilatation permanente de l'orifice externe de l'utérus par la ligature des parois latérales du segment inférieur du col.

On fait passer à travers les parois latérales du segment inférieur du col des fils de soie gros et forts que l'on lie en serrant fortement pour arrêter la nutrition des tissus.

Lwof a simplifié le procédé précédent. Il dilate le segment inférieur de la portion vaginale du col par la ligature. Il lie séparément chaque partie du col. Les fils coupent les tissus, soit spontanément, soit par traction et s'éliminent au bout de 9 à 12 jours. Il en résulte un orifice large en forme de fente, sans cicatrice et sans éversion de la muqueuse.

Le procédé que nous allons maintenant décrire est un procédé en quelque sorte plus chirurgical que les précédents. C'est l'opération de Sims.

Le manuel opératoire est ainsi réglé : La femme étant placée sur le côté gauche, le spéculum introduit, on porte un ténaculum recourbé au centre de la lèvre antérieure du museau de tanche et on pousse légèrement en avant l'utérus. On fait aux ciseaux deux incisions latérales qui sectionnent le col jusqu'au niveau de son insertion vaginale. On étanche alors le sang puis on complète en haut l'incision vers la cavité utérine avec un bistouri mousse à lame étroite emmanché sous un angle convenable.

Pour le pansement on prend deux ou trois petits morceaux de ouate que l'on imprègne d'eau et que l'on trempe dans une solution de perchlorure de fer. On place un de ces petits tampons bien exprimés dans chaque angle de la plaie en ayant bien soin de faire pénétrer une partie dans le canal cervical où il faut le maintenir.

La malade reste en position horizontale pendant quelques jours. On change le tamponnement vaginal le lendemain ; on ne touche pas au pansement intra-cervical. Il se détache de lui-même vers le troisième jour.

La cicatrisation complète a lieu vers le douzième jour.

On doit faire l'opération quatre ou cinq jours après les règles afin que tout soit cicatrisé pour les règles suivantes.

Dans les cas de rétroversion et de rétroflexion, Sims emploie non plus l'incision latérale, mais une incision antéro-postérieure portant sur la lèvre postérieure.

Ces opérations ont de grands inconvénients. Le principal est la tendance persistante du canal utérin à se contracter de nouveau.

Pour obvier à ces inconvénients, Peaslee a imaginé une opération qui consiste à inciser les orifices interne et externe à la profondeur voulue pour leur donner à peu près la même largeur qu'après l'accouchement. Il se sert d'un métrotome et introduit à la place dans la cavité un dilatateur conique que l'on réintroduira régulièrement pendant une vingtaine de jours.

Opération de Seehmann. — Cette méthode consiste en une sorte d'évidement circulaire du col. Pour pratiquer cette opération, il a fait faire un nouvel instrument qui consiste en une sorte de fraise, destinée à remplacer la curette. Le pansement se fait à la gaze iodoformée qui est laissée en place jusqu'au soir du dixième jour.

Opération de Guillaume Livet. — Cette opération n'est autre chose que l'opération de Fristch (de Breslau). Quatre incisions cruciales déterminent la formation de quatre pyramides triangulaires que l'on enlève en disséquant doucement. Il reste une cavité conique dont la base est large comme une pièce de deux francs, dont le sommet est à l'orifice interne. On y loge un drain de Championnière modifié, à bords larges et on le fixe au moyen de deux crins. Pour cet auteur la muqueuse se sépare de haut en bas sur tout le nouveau canal formé comme après un simple accouchement.

Il nous reste à passer en revue les amputations du col de Simon et de Schrœder et la stomatoplastie de Pozzi et l'opération de Bouilly.

Le procédé de Simon est l'amputation du col à deux lambeaux. On lui donne aussi le nom de procédé de Markwald. On doit y avoir recours quand la muqueuse interne du col n'est pas malade et n'a pas besoin d'être excisée.

Pour pratiquer cette amputation on incise latéralement les commissures du col jusqu'au cul-de-sac avec de forts ciseaux. Puis on incise la lèvre antérieure en allant de la muqueuse interne vers la profondeur et en obliquant de bas en haut.

On décrit ensuite une deuxième incision partant de la

muqueuse externe et allant rejoindre la première de manière à intercepter un segment conique de la lèvre antérieure. On suture les deux lambeaux et on pratique la même intervention sur la lèvre postérieure.

Dans ce procédé la sténose du col peut parfois persister. Pour obvier à cet inconvénient, on peut avant la suture des deux lambeaux, procéder à l'évidement des commissures comme nous le verrons faire dans le procédé de stomatoplastie de Pozzi. Ce procédé a son utilité dans les cols coniques et très longs dont la longueur peut causer autant de désordres que l'étroitesse de l'orifice (1) (Chabry, thèse de Doctorat, 1898, Paris).

Le procédé de Schrœder s'applique surtout aux métrites catarrhales avec ulcérations rebelles et dégénérescence folliculaire plus ou moins profonde du col. Mais on pourra aussi l'appliquer dans des cas de métrite chronique, lorsqu'elle paraît plus commode par suite de la configuration ou de la consistance du col.

Comme dans le procédé précédent on pratique d'abord une incision bilatérale. Mais ensuite on fait une incision transversale de la muqueuse interne de la lèvre antérieure et une incision demi-circulaire de la muqueuse externe cernant une lamelle de tissu du col qui est disséquée, en dédolant jusqu'au niveau de l'incision transversale interne où la lamelle se trouve complètement

1. Dans les cas rebelles nous pratiquons l'amputation supra-vaginale du col avec ligature des artères utérines, ce qui nous a toujours donné un résultat thérapeutique excellent. Inutile d'ajouter que nous n'employons ce procédé que lorsque tous les autres moyens ont échoué : c'est en quelque sorte l'*ultima ratio*.

détachée. Puis on suture le lambeau extérieur à la muqueuse interne.

La stomatoplastie de Pozzi est un évidement commissural du col qui comporte de nombreux avantages. On pratique comme dans les amputations de Schrœder et de Simon la discission bilatérale du col au début de l'opération. Cette discission bilatérale est portée le plus loin possible avec le bistouri : C'est le premier temps de l'opération. Dès ce moment chaque face du col, ainsi divisé en deux lèvres se présente partagée en trois segments : un médian et deux latéraux. Le segment médian est constitué par la gouttière muqueuse, les deux segments latéraux sont semblables.

Si on laisse ainsi comme le faisait Sims, les surfaces libres, malgré des pansements répétés, la cicatrisation et la rétraction des tissus font que la commissure de la lèvre inférieure s'unit à celle correspondante de la lèvre supérieure et le résultat attendu est négatif.

Dans le deuxième temps M. Pozzi trace trois incisions qui se réunissent aux angles d'une sorte de triangle rectangle dont l'hypothénuse est légèrement convexe en dehors.

L'aire de ce triangle répond à la surface de section occasionnée par la discission latérale. Il y a quatre petits triangles semblables. Dans chacun des bords les incisions qui les limitent pénètrent assez profondément pour se réunir en un point qui correspond au sommet d'une pyramide triangulaire dont le triangle constitue la base. Cette pyramide triangulaire formée de tissu du col utérin est enlevée au bistouri. Cet évidement constitue le 2e temps de la stomatoplastie.

Dans un troisième temps il ne reste plus qu'à suturer. Cette suture consiste à réunir la muqueuse du conduit cervical qui constitue le grand côté de l'angle droit du triangle à la muqueuse vaginale qui tapisse le col et forme l'hypothénuse de ce triangle tout en comblant l'évidement par le rapprochement des parois.

On se sert pour cela de fils d'argent de moyenne grosseur. Ces fils sont serrés modérément par torsion puis on passe les deux bouts de chaque fil serré dans un petit plomb de scellement. Ce plomb est ensuite écrasé avec la pince à mors plats, et les extrémités des fils coupées au ras du plomb qui maintient ainsi le fil tordu en place.

L'avantage de ces plombs est double : ils servent d'abord de points de repère pour retrouver chaque fil au moment de l'ablation, de plus ils empêchent les extrémités des fils de blesser les parois vaginales.

Ces sutures sont renouvelées sur chacun des quatre évidements pratiqués. Comme deux suffisent pour un triangle, il y en aura huit en tout. On peut en ajouter deux autres latérales au niveau de chacun des angles des deux valves, et ainsi disposées. L'aiguille traverse d'abord la muqueuse vaginale près de l'angle sur la valve inférieure, sort au travers de la muqueuse du conduit cervical de cette même paroi inférieure, repasse par la muqueuse du conduit cervical de la valve supérieure et ressort par la muqueuse vaginale de cette même valve supérieure qui est serrée par torsion comme les précédentes.

Il en est fait autant à l'angle du côté opposé.

Ces deux sutures ont pour but de régulariser la cicatrisation, en augmentant la dilatation du conduit près de l'orifice interne.

L'opération est alors à peu près terminée, il reste le pansement.

Le champ opératoire est alors nettoyé et lavé avec une solution de sublimé faible, 1/2000, afin d'enlever le sang et les débris qui peuvent rester, puis épongé avec des tampons-éponges secs.

On procède alors à l'examen de l'orifice interne. Il est rare qu'on ne puisse passer une bougie de Hégar n° 28. Si cela était impossible, on dilaterait cet orifice interne au moyen de la série des bougies, ou même on ferait de légers débridements en tous sens avec un bistouri boutonné ce qui n'est du reste jamais nécessaire.

On introduit une mèche de gaze iodoformée dans la cavité utérine, mais sans procéder ni au curettage ni même à l'écouvillonnage ou au hersage de Doléris.

Cependant, s'il existait de l'endométrite du corps de l'utérus, on pourrait combiner le curettage à la stomatoplastie.

La mèche intra-utérine en place, on met de la gaze iodoformée entre les lèvres du col largement béantes, un pansement vaginal à la gaze iodoformée, un pansement externe analogue à celui qui avait été mis la veille pour les soins préliminaires.

Telle est la stomatoplastie ou opération de Pozzi, décrite tout au long dans la thèse de Chabry (1) à qui nous empruntons ces détails et ceux qui suivent.

1. Chabry. Thèse de Paris, 1898, p. 67 et suivantes.

Le premier pansement doit être fait après 48 heures, on retire la mèche intra-utérine et on la remplace. Quatre jours après cette mèche est retirée complètement, mais le pansement de la plaie est continué dans les 3 jours jusqu'au quinzième jour où l'on procède à l'ablation des fils de suture.

Les fils enlevés, on fait encore trois ou quatre pansements à la gaze iodoformée tous les deux jours et la malade est mise aux injections à raison de trois par jour au sublimé très faible, 1/10.000.

On ne doit laisser lever l'opérée qu'après la cessation des règles suivantes.

La circulation se fait d'une façon toute particulière. Après l'opération terminée, le col présente un aspect tout particulier, en bec de canard, suivant la comparaison faite par M. Pozzi. Sa cavité largement ouverte permet l'introduction facile d'un doigt.

Après l'ablation des fils, l'évidement commissural est comblé, il ne reste comme commissures que les deux légères bandes laissées, l'une du côté de la muqueuse du conduit, l'autre du côté de la muqueuse du vagin et les deux valves sont encore séparées, seule la gouttière formée par la muqueuse du canal cervical est élargie et aplatie dans le sens transversal.

Ces bandes commissurales se réunissent peu à peu d'arrière en avant, celles de la lèvre supérieure à celles de la lèvre inférieure correspondante et le col se referme complètement.

Mais l'orifice n'est plus un trou plus ou moins étroit, c'est une fente transversale avec une dépression à son niveau. Il rappelle le museau de tanche des multipares.

En même temps comme d'ailleurs dans toutes les amputations du col, il se produit un travail du côté de l'utérus lui-même tout entier. S'il existait une sténose de l'orifice profond, elle disparaît complètement d'elle-même par le travail consécutif à l'amputation du col.

Ce procédé de stomatoplastie serait bien supérieur à l'opération de Schrœder, d'après Chabry. Le Schrœder a en effet l'inconvénient de sacrifier la muqueuse utérine que respecte l'opération de Pozzi. Le Schrœder est une intervention difficile à bien exécuter ; le lambeau souvent ne s'applique pas bien exactement à la muqueuse profonde et après un certain laps de temps on constate fréquemment l'existence de cicatrices dures et douloureuses amenant parfois l'atrésie du conduit cervical.

Bouilly destine à l'endométrite cervicale glandulaire et à la sténose du col une opération qu'il a imaginée.

Il dilate le col et la cavité du corps à la laminaire, puis, après avoir curetté soigneusement le corps, il enlève à l'aide d'un bistouri long et étroit une gouttière de muqueuse ayant de deux à quatre millimètres d'épaisseur. De chaque côté il laisse un peu de muqueuse normale séparant ainsi deux demi-gouttières supérieure et inférieure afin d'éviter le rétrécissement.

Il obtient comme résultat un canal dilaté et un orifice largement ouvert. Lè canal est bourré avec de la gaze iodoformée imbibée de glycérine créosotée au tiers.

On a reproché à cette intervention de présenter quelque difficulté d'exécution. Il paraît en effet difficile de voir où l'on s'arrête à la partie supérieure qui est cachée dans la profondeur.

Chabry lui reproche enfin de sacrifier une portion de muqueuse ce qui n'arrive pas dans l'opération de Pozzi.

En résumé, si dans les cas de sténose congénitale peu accentuée, on peut s'en tenir soit à la dilatation lente par les laminaires soit à la dilatation brusque ou progressive à l'aide de bougies ou de dilatateurs, si dans de certains cas on pourra joindre à ces moyens le curettage, le drainage ou le tamponnement de la cavité utérine, il semble utile dans les cas de sténose congénitale accentuée de recourir à une opération sanglante.

Parmi ces opérations sanglantes on devra donner la préférence aux amputations du col, aux stomatoplasties.

Le procédé de Schrœder présente un certain nombre d'inconvénients qui devront faire limiter son usage.

Le procédé de Simont-Markwald paraît être l'opération de choix pour certaines formes de cols sténosés coniques et longs. On peut d'ailleurs lui associer l'évidement commissural, ce que nous avons fait plusieurs fois (1).

Enfin l'opération de Bouilly, la stomatoplastie de Pozzi, paraissent être de bonnes opérations applicables à la majorité des cas. Jusqu'ici nous n'avons en vue que la sténose congénitale.

Dans le cas de sténose acquise, les interventions seront choisies suivant les cas à traiter.

Dans ces sténoses acquises il peut d'ailleurs arriver que le conduit utérin soit entièrement oblitéré (comme nous avons eu l'occasion de l'observer dernièrement à la

1. Il est des cas où il est mieux de se résoudre à l'amputation du col, ce qui donne un bien meilleur résultat fonctionnel et de plus est plus facile à exécuter.

suite d'un curettage brutal pratiqué par un confrère de province et suivi de cautérisations intra-utérines, sans tamponnement ni injections intra-utérines) (1) et que malgré toutes les tentatives on ne puisse arriver à rétablir son calibre.

Dans ces cas une seule ressource existe, c'est l'ablation de l'organe devenu inutile physiologiquement et l'hystérectomie vaginale s'impose.

Le traitement de la déviation utérine comporte deux indications :

1° Redresser l'utérus, rendre à son axe sa direction normale par rapport au petit bassin et corriger les flexions du corps sur le col ou réciproquement.

2° Maintenir le redressement obtenu.

Ces deux indications pourront être remplies soit par des procédés non sanglants, soit par des interventions sanglantes.

A. — Etudions d'abord les procédés non sanglants.

Le plus simple est la réduction par la *position génu-pectorale* qui peut être appliquée au traitement des rétroversions et rétroflexions utérines.

Quand la femme se met dans la position génu-pectorale, dans l'attitude de la prière mahométane, selon l'expression de Tarnier, les jambes un peu écartées et la fourchette déprimée de façon à permettre l entrée de

1. Nous fûmes à notre grand regret obligés d'hystérectomiser par la voie vaginale cette pauvre dame qui n'a que 23 ans et à laquelle la maternité est maintenant à jamais défendue ! Elle souffrait d'une métrite qui au dire de notre confrère de province, la rendait stérile, c'est pour avoir des enfants qu'elle se soumit au curettage! ! !

l'air dans le vagin, les viscères abdominaux tombent vers la concavité du diaphragme et l'utérus en rétroversion ou en rétroflexion mobile reprend aussitôt sa position naturelle.

Afin de faciliter l'accès de l'air et le refoulement de l'utérus, Tarnier (1) recommande aux femmes, quand elles prennent cette position, de s'introduire dans le vagin un petit spéculum grillagé ou simplement une canule à injections.

Elisa Mosher conseille aux malades d'introduire leur doigt dans le vagin et à presser sur la face antérieure du col de manière à faire basculer l'utérus en avant.

Cette méthode rarement suffisante par elle-même peut être en tout cas un précieux auxiliaire pour le traitement des déviations en arrière de date récente.

Dans le même but on conseillera à ces malades de dormir sur le ventre ou sur le côté, le ventre étant à demi tourné vers le plan du lit.

A côté de cette méthode de réduction se place la réduction *bi-manuelle* qui s'adresse également aux rétroversions et aux rétroflexions.

On met la malade dans la position génu-pectorale ou dans la position latérale de Sims ; on place dans le cul-de-sac postérieur ou dans le rectum deux ou trois doigts de la main gauche et on pousse le col en arrière, tandis que la main droite déprimant les parois abdominales au-dessus du pubis, va saisir le corps et le ramène en avant dans une antéversion que l'on exagérera.

1. Tarnier. Préface à la trad. franç., par Bar du *Traité de gyn. Opérat. de Hegar et Kaltenbach.* Paris 1885.

Pour faciliter cette manœuvre on pourra fixer le col avec des pinces et l'attirer légèrement en bas.

Dans les cas difficiles, Schultze a préconisé l'introduction de l'index dans la cavité utérine préalablement dilatée. Une fois l'index introduit, il déchire les adhérences qui s'opposent à la réduction.

Mais cette manœuvre a soulevé de nombreuses oppositions et elle peut avoir l'inconvénient de donner un coup de fouet à l'inflammation des trompes dans le cas de salpingite coexistante.

La méthode de réduction non sanglante la plus employée est celle qui utilise des sondes de divers modèles pour obtenir le redressement de l'organe.

Il sera bon de combiner le redressement et la dilatation dans nombre de cas. Nous rappellerons ici ce que nous avons déjà dit plus haut à propos des dilatations à savoir qu'il ne s'agit pas tant d'un redressement total mais d'un redressement suffisant pour permettre l'écoulement facile des menstrues.

On fera précéder les tentatives de redressement par l'introduction de tiges de laminaire iodoformées qui auront comme principal rôle de ramollir les tissus et de les rendre plus malléables. On ne recherchera pas une dilatation considérable.

Pour les rétroflexions on placera la femme dans la position génu-pectorale ou dans la position latérale de Sims.

On choisira une sonde métallique assez grosse et résistante que l'on introduira d'abord plusieurs fois de suite de manière à transformer autant que possible la rétroflexion en rétroversion. Puis on fait décrire à la sonde un arc de cercle de manière à ce que la concavité de la sonde regarde en avant puis on portera l'utérus en avant en abaissant le manche de la sonde.

La réduction se fera ainsi avec beaucoup de douceur en une seule séance. D'autres fois on la fait en plusieurs séances.

Pour obtenir cette réduction on peut faire usage d'instruments divers, les répositeurs de Sims et de Miller, le redresseur articulé de Trélat. Mais dans bien des cas il sera plus simple d'employer le vulgaire hystéromètre.

L'antéflexion d'origine congénitale pourra être traitée d'une manière analogue.

Pozzi conseille après une dilatation à la laminaire de passer deux ou trois fois par semaine des bougies de Hégar en fixant le col avec des pinces et en refoulant le corps avec le doigt à travers le cul-de-sac antérieur. On s'arrêtera après les bougies n°s 10 ou 12.

Dans ces cas la dilatation progressive et le passage successif des bougies amènent une fluxion et une suractivité nutritive de l'organe qui jouent un rôle important dans le traitement.

Pour maintenir l'utérus réduit en position on peut se servir de ceintures hypogastriques à pelote mobile pour les antéversions, de pessaires pour toutes les variétés de déviations.

Pour l'antéversion on se servira surtout du pessaire de Dumontpallier.

Pour l'antéflexion on pourra se servir dans certains cas des pessaires à tige légèrement recourbés. On ne les emploiera que dans des cas spéciaux et lorsque l'on ne pourra faire autrement à cause des nombreux accidents qu'ils ont occasionnés (métrites, salpingites, pelvi-péritonites, etc.).

Ils trouveront leur indication dans les cas où les manœuvres de dilatation progressive présenteront chaque fois une difficulté réelle.

On pourra aussi employer dans ces cas l'instrument de Fehling, tube de verre épais, fenestré, pourvu d'un pavillon et légèrement incurvé que l'on remplit de poudre d'iodoforme maintenue par une boulette de ouate et que l'on introduit ainsi dans l'utérus.

Pour les rétroversions et les rétroflexions le meilleur pessaire est celui de Hodge, à double courbure. Mais on pourra aussi se servir dans certains cas du pessaire annulaire de Dumontpallier, du pessaire de Gaillard Thomas, du pessaire en berceau des pessaires en bruit de chiffre de Shultze, du pessaire en traîneau de Schultze, du pessaire de Landowski, de celui de Valliet.

B. — Il nous reste maintenant à étudier les procédés de redressement sanglants.

Nous avons déjà signalé à propos du traitement de la sténose du col les procédés plastiques qui ici encore trouveront fréquemment leur application. Certaines de ces opérations ont été plus particulièrement dirigées contre les déviations. Telle l'opération de Sims qui incisait la lèvre postérieure du col avec son bistouri à lame courte et tournante dans les antéflexions cervicales.

Emmet pratique la même incision avec des ciseaux coudés; il achève la rectification du canal, en incisant avec un ténotome courbe, sur la face antérieure une certaine épaisseur du tissu formant une sorte d'éperon. L'incision est maintenue ouverte par un tube de verre.

On a aussi enlevé un fragment triangulaire de la lèvre postérieure, ou cette lèvre tout entière. Enfin on a proposé des opérations plastiques plus compliquées (Rütsher, Dudley). Elles ne sont pas entrées dans la pratique.

Il nous reste à parler d'opérations beaucoup plus importantes ayant pour objet d'attirer l'utérus en avant soit en agissant directement sur lui, soit par l'intermédiaire des ligaments ronds.

Le raccourcissement des ligaments ronds est réalisé par l'opération d'Alquié-Alexander-Adams. L'idée en revient à Alquié de Montpellier.

Cette opération sera précédée le plus souvent d'un curettage, quelques jours avant, comme aussi les autres opérations de fixation de l'utérus.

Pour la pratiquer on fait une incision de cinq centimètres environ parallèle à l'arcade de Fallope allant jusqu'aux aponévroses. On dissèque avec précaution pour reconnaître les piliers et l'on cherche le ligament rond qui se présente sous l'aspect d'un cordon rosé, souvent pénicillé à son extrémité inférieure. On le saisit avec des pinces, on le dénude ; puis on recouvre la plaie d'une compresse antiseptique et l'on accomplit la même manœuvre du côté opposé.

Tels sont les premier et deuxième temps de l'opération.

Le troisième temps comprend le redressement de l'utérus.

Pendant qu'un aide opère ce redressement, le chirurgien libère les ligaments ronds, et les attire à lui. On tâche de poursuivre la libération dans une étendue d'environ 10 centimètres.

On décolle le cul-de-sac péritonéal en évitant de léser la séreuse. Puis on tire également des deux côtés. On sent une résistance dès que la traction maintient l'utérus.

Dans un quatrième temps on suture les ligaments attirés en avant aux piliers inguinaux et on sectionne la portion des ligaments qui dépasse les sutures.

Pendant la convalescence on peut maintenir l'utérus en place à l'aide d'un pessaire de Hodge.

On a encore proposé d'agir sur l'utérus indirectement par l'intermédiaire des ligaments ronds en pratiquant cette fois le raccourcissement intra-péritonéal de ces ligaments.

Telle est l'opération pratiquée pour la première fois par *Wylie* de New-York en 1886.

Wylie et aussi Ruge et Bode qui ont un procédé à peu près analogue font un pli au ligament rond en dehors et le fixent d'une façon qui varie pour chacun d'eux.

Wylie saisit avec une pince le ligament rond et l'attire dans la plaie, puis il avive la face interne du repli ainsi formé et fixe ce repli au moyen de trois solides ligatures.

Dudley a un procédé un peu différent qui consiste à fixer les ligaments ronds à la face antérieure de l'utérus.

Outre ces opérations de fixation indirecte agissant sur les ligaments ronds on a essayé d'agir sur les autres ligaments qui maintiennent l'utérus dans sa position.

Le raccourcissement des ligaments larges a été proposé par Polk, Tait et Imlach ; mais n'a eu aucun succès.

Le raccourcissement des ligaments utéro-sacrés a été

proposé par Kelly, exécuté par Frommel puis repris par Polk. Ces opérations qui n'agissent pas directement sur l'utérus sont rarement suffisantes et suivies rapidement de récidive.

Il nous reste à étudier les procédés de *fixation directe* de l'utérus ; les *hystéropexies*.

Nous dirons d'abord quelques mots des *hystéropexies vaginales*. Dans ces opérations on aborde le corps de l'utérus par une incision du fond du vagin, on le ramène en avant en antéversion et on le fixe lui-même à la paroi antérieure du vagin (vagino-fixation).

Les principaux procédés sont ceux de Dührssen de Mackenrordt, de Le Dentu et Pichevin.

Nous dirons seulement quelques mots du procédé de *Le Dentu et Pichevin* qui est le perfectionnement des procédés de Dührssen et de Mackenrordt et qui leur est supérieur.

Dans un premier temps l'utérus est abaissé au moyen d'une pince à dents qui saisit la lèvre antérieure du col et la paroi vaginale est tendue par trois pinces.

On trace alors une incision antéro-postérieure qui commence à 2 centimètres environ en arrière du méat et se termine à 1 centimètre au-dessus de la lèvre antérieure du col utérin. On sépare avec soin la paroi vaginale de la vessie jusqu'à 2 centimètres au moins de chaque côté, puis le bas-fond de la vessie de l'utérus.

Dans un deuxième temps on ramène l'utérus en avant au moyen d'une pince hystéromètre ou d'un redresseur de Trélat modifié. On ouvre le cul-de-sac péritonéal antérieur pour explorer le bord supérieur de l'utérus et s'assurer s'il n'y a pas d'adhérences.

Dans un troisième temps on place sur la paroi antérieure du corps de l'utérus deux ou trois fils verticaux, au moyen desquels on abaisse et on fait basculer peu à peu l'utérus en avant. Lorsque le fond se présente dans la plaie on passe des fils transversaux en commençant le plus haut possible tout en prenant bien garde de laisser ce fond bien libre et ne pas l'intéresser dans les sutures et en traversant successivement le lambeau vaginal gauche, le tissu utérin et le lambeau vaginal droit. On place ainsi six à huit fils dont quatre au moins doivent traverser le tissu du corps. De cette façon toute la face antérieure de l'utérus dont une petite longueur du col se trouve suturée à la paroi antérieure du vagin. On enlève les fils abaisseurs verticaux à mesure qu'ils deviennent inutiles.

Nous arrivons enfin à *l'hystéropexie abdominale.*

Cette opération comprend : 1° la laparotomie exploratrice et 2° la fixation de l'utérus.

Une fois le péritoine ouvert on plonge la main dans le ventre, on explore l'utérus, on libère ses adhérences et on amène son fond au contact de la plaie.

Pour attacher l'utérus à la paroi on passe directement les fils dans l'utérus.

Les uns avec Olshausen et Sœnger fixent à la paroi les cornes utérines et laissent libre la face antérieure.

Les autres, et c'est le plus grand nombre, fixent directement la face antérieure de l'utérus à la paroi. Le fond de l'utérus doit être laissé libre ; cela est très important car, sa fixation serait un obstacle à la grossesse et une cause d'avortement.

Tels sont les divers traitements qui pourront trouver leur indication dans la thérapeutique de la dysménorrhée. Souvent plusieurs d'entre eux devront être associés comme le sont les causes mêmes de la dysménorrhée. Dans les cas légers on devra essayer les procédés non sanglants, la dilatation, les procédés de redressements manuels ou à l'aide de sondes. Si les lésions sont accentuées, si les douleurs sont vives on sera obligé d'en venir à une opération : à un currettage dirigé contre la métrite, associé à une amputation du col ou à une hystéropexie. Il ne faut pas oublier que fréquemment dans les cas de sténose associée à une flexion de l'utérus, on constate très fréquemment que l'utérus reprend la direction normale après une simple stomatoplastie. Cette dernière opération et les opérations analogues dirigées sur le col seront celles qui trouveront le plus fréquemment leur application; d'une part à cause du bon effet qu'elles peuvent produire sur les déviations mêmes de l'utérus, et d'autre part à cause de la rareté relative de dysménorrhées dues à une rétroflexion de l'utérus, ces dernières étant justiciables de l'Alexander ou des hystéropexies. Si le périnée était déchiré, il faudrait le restaurer. Si la malade était atteinte de rein flottant, il faudrait pratiquer la néphropexie.

CONCLUSIONS

I. — La difficulté de la menstruation et les douleurs exaspérées qu'elle occasionne constituent la dysménorrhée.

II. — Cette dysménorrhée tend de plus en plus à être considérée comme étant d'origine mécanique dans la grande majorité des cas.

III. — Les formes cliniques de la dysménorrhée sont au nombre de quatre : idiopathique ou nerveuse, congestive, mécanique et membraneuse.

La dysménorrhée idiopathique n'a pas une existence bien démontrée en dehors de l'hystérie ou de la neurasthénie dont elle peut n'être qu'un symptôme.

La dysménorrhée congestive comprend aussi de nombreux cas d'origine inflammatoire.

La dysménorrhée membraneuse rentre dans l'étude des métrites et n'est pas une entité morbide, elle est justiciable d'ailleurs du traitement de ces dernières.

La dysménorrhée mécanique est de beaucoup la plus nette et la plus fréquente. On peut lui ramener un certain nombre de cas rangés généralement dans les autres formes.

IV. — Au point de vue étiologique, il existe des dysménorrhées dites idiopathiques mais en réalité sous la dépendance d'une affection nerveuse, d'un trouble vasculaire, ou d'une altération de l'état général.

La plupart des dysménorrhées sont symptomatiques. Elles sont dues alors à des troubles survenus du côté des annexes ou du côté de l'utérus, ou à des déchirures du périnée, ou à un rein flottant.

Du côté des annexes il peut exister des troubles purement fonctionnels ou des altérations des organes : trompes et ovaires.

Du côté de l'utérus on peut enregistrer des causes extrinsèques, pariétales et cavitaires. Toutes ces dernières causes agissent d'une manière mécanique.

V. — La pathogénie reconnaît des causes nerveuses, congestives, inflammatoires et mécaniques. Ces dernières sont de beaucoup les plus fréquentes ainsi que le démontre la statistique de Sims.

VI. — Le diagnostic différentiel présente peu de difficulté. Ce qu'il importera de déterminer c'est la cause de la dysménorrhée afin d'en déduire les indications thérapeutiques.

VII. — Le pronostic généralement bénin quant au symptôme est variable avec la cause.

Les complications sont rares. Elles tiennent plutôt aux maladies causales.

VIII. — Le traitement comprend deux indications : traiter le symptôme et traiter la cause.

Le traitement symptomatique entrera en ligne au moment de la crise.

Le traitement causal sera appliqué en dehors des crises menstruelles.

Les dysménorrhées nerveuses seront traitées par les antispasmodiques.

Les chloro-anémiques seront traitées au point de vue de l'état général.

Les scarifications du col pourront s'appliquer aux dysménorrhées congestives.

L'électricité pourra être bonne dans certains arrêts de développement des organes génitaux internes. Le mariage est souvent favorable dans ces cas.

La dysménorrhée d'origine annexielle comportera parfois l'ablation des annexes (ovariotomie ou hystérectomie totale).

Le massage pourra amener une amélioration dans les résidus des vieilles inflammations péri-salpingiennes.

Enfin quand la dysménorrhée est d'origine utérine elle comporte le plus souvent trois indications principales :

1° Traiter la métrite concomitante ;

2° Dilater la cavité utérine et particulièrement le canal cervical. Pour cela on pratiquera la dilatation rapide ou progressive dans les cas peu accentués, les opérations plastiques (amputation du col, stomatoplastie dans les cas plus graves).

3° Redresser l'utérus et maintenir le redressement.

Ce redressement se produira fréquemment, spontanément à la suite des stomatoplasties.

Dans les cas bénins on emploiera des procédés non

sanglants (réduction bimanuelle ou à l'aide de sonde) et on maintiendra la réduction à l'aide de ceintures ou de pessaires. Dans les cas plus graves on aura recours aux interventions sanglantes Alexander. Hystéropexie vaginale ou abdominale. Amputations du col, hystérectomie.

On pratique également s'il y a lieu la périnéorrhaphie ou la néphropexie. Dans quelques cas de dysménorrhée nerveuse il faudra rechercher avec soin si elle n'est pas occasionnée par des entozoaires et agir en conséquence.

Nous avons guéri une dame de Passy, âgée de 48 ans, qui souffrait de crises dysménorrhéïques intenses en lui prescrivant des pilules de fougère mâle qui la guérirent en même temps de son tœnia et de sa dysménorrhée. *Ablata causa tollitur et effectûs.*

DU MÊME AUTEUR ; A LA MÊME LIBRAIRIE.

Nouvelle opération du pouce bifide, broch. in-8. 1896.

Cancers de l'Utérus, broch. in-8. 1896.

Libération latérale et inférieure du méat urinaire dans le traitement de l'incontinence essentielle d'urine chez la femme (opération nouvelle), broch. in-8. 1897.

JOUVE et BOYER, Imp. de la Faculté de Médecine, 15, rue Racine, Paris

www.ingramcontent.com/pod-product-compliance
Ingram Content Group UK Ltd.
Pitfield, Milton Keynes, MK11 3LW, UK
UKHW020254220726